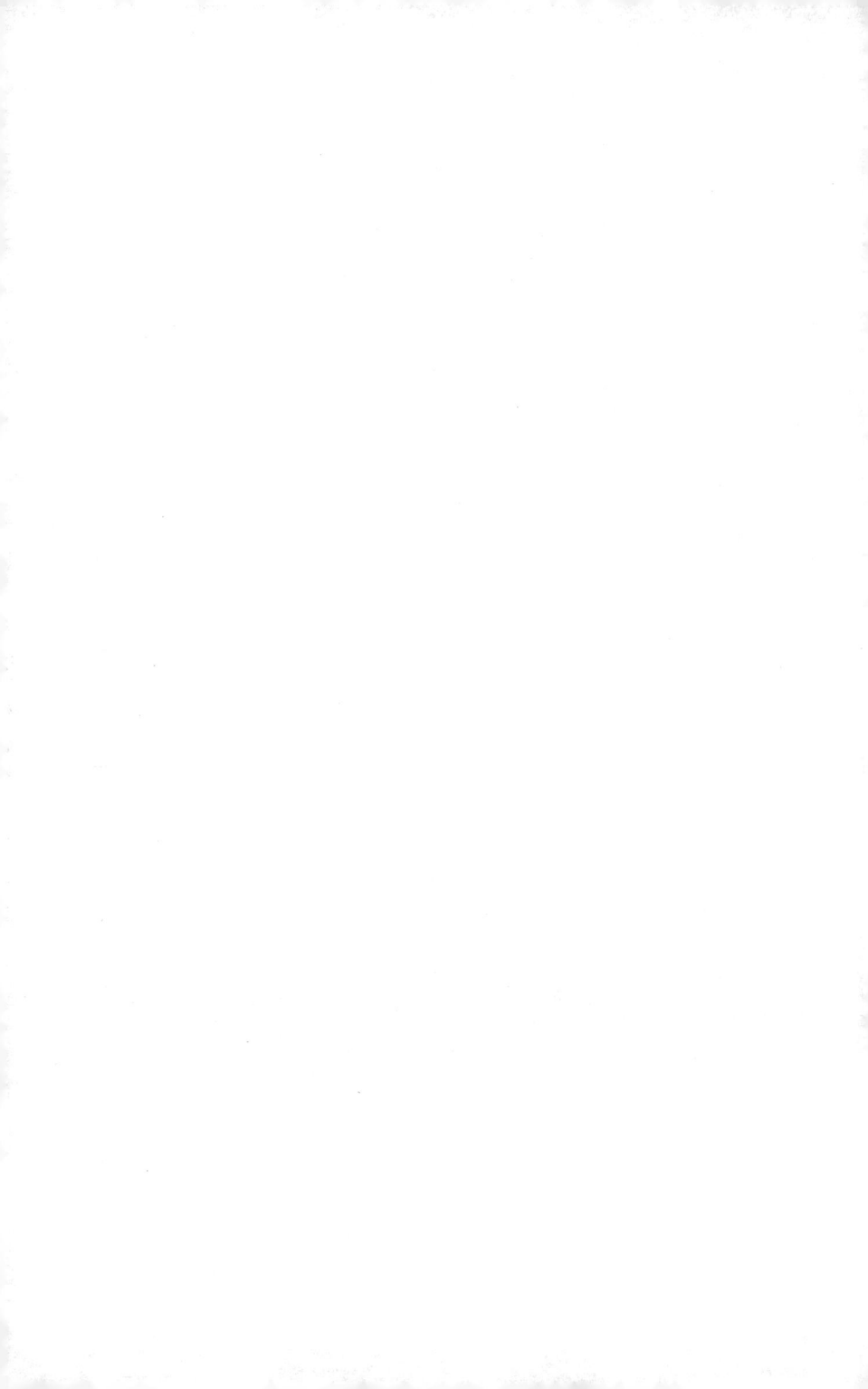

瑜 伽
——气功与冥想
（精选版）

柏忠言　张蕙兰　编著

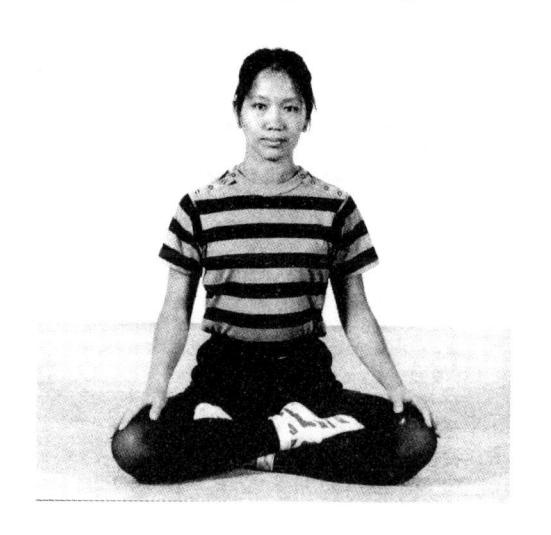

人民体育出版社

出版者的话

本社很欣喜张蕙兰女士和柏忠言先生同意出版这本《瑜伽 气功与冥想》的精选版。《瑜伽——气功与冥想》不仅权威，而且如同一本瑜伽百科全书，从1985年出版至今一直是最畅销的瑜伽书。该书与柏忠言和张蕙兰在中央电视台播放的瑜伽节目一起推动促进了瑜伽在当今中国的普及，本社很荣幸自始至终都能协助两位作者出版发行本书，这是他们为促进国人身心健康而付出的诸多努力中的一部分。

我们知道《瑜伽——气功与冥想》的读者，包括瑜伽教练和学员都从书内的大量讯息和实用技法中受益无穷。现今很多读者生活忙碌异常紧凑而少有时间用于习练瑜伽，他们必然会欣赏这本浓缩版本的《瑜伽——气功与冥想》，因为其中包含了精选出的最为有益的瑜伽练习和步骤。这就是本社推出《瑜伽——气功与冥想》精选版的初衷。

精选版《瑜伽——气功与冥想》的内容含量虽然减少许多，但柏忠言和张蕙兰均仔细保留了原版中的精髓，并精心挑选出关键的技法和瑜伽智慧，提供给期望获得瑜伽最高效益的读者诸君们。

我们相信您会发现这本特别版的《瑜伽——气功与冥想》使用起来甚是顺心应手，并使读者既能应用在实际生活之中，又能获得巨大的收益。

祝各位读者修习顺利！

目 录

导论 ·· 1
把中国气功和印度瑜伽共冶一炉 ······················· 5
怎样按本书学习瑜伽 ······································· 8
一般的日常例行瑜伽练习 ································· 9

第一篇 瑜伽姿势和技法
（呼吸、姿势和洁净）

第一章　瑜伽姿势练习（阿萨那）··············· 12
　　导言 ·· 12
　　姿势练习安全指南和建议 ······················· 15
　　锻炼前的暖身练习 ································· 19
第二章　瑜伽姿势学习课程与日常修习计划介绍 ········ 23
　　第一节　基本学习课程 ··························· 23
　　第二节　姿势学习计划 ··························· 26
　　第三节　姿势日常修习计划 ···················· 27
第三章　瑜伽姿势（阿萨那）······················ 30
　　第一节　瑜伽呼吸——自然而完全的呼吸 ········· 30
　　第二节　关节练习 ································· 33
　　　　肩旋转式（Shoulder Gyration）········ 33
　　　　脚踝练习（Ankle Exercises）··········· 35

1

	蹬自行车式（Leg Cycling）	37
	敬礼式（Namaskara）	39
	顶峰式（Sumeruasana）	41
	韦史努式（Anantasana）	43
第三节	背部练习	45
	罐头开启器和炮弹式（The Can Opener and Cannonball Postures）	45
	船式（Naukasana）	48
	猫伸展式（Marjariasana）	51
	虎式（Vyaghrasana）	53
	摇摆式（Rock and Roll）	55
	向太阳致敬式（Surya Namaskara）	57
第四节	扭转姿势	63
	下半身摇动式（The Lower Body Rock）	63
	简化脊柱扭动式（Meru Wakrasana）	65
	半脊柱扭动式（Ardha Matsyendrasana）	67
	脊柱扭动式（Matsyendrasana）	69
	腰躯转动式（Kati Chakrasana Ⅱ）	72
第五节	前弯姿势	74
	单腿交换伸展式（Janu Sirshasana）	74
	双腿背部伸展式（Paschimottanasana）	77
	蝴蝶式练习（The Butterfly Exercise）	81
	束角式（Baddha Konasana）	83
	坐角式（Upavistha Konasana）	86
	叩首式（Pranamasana）	89
	叭喇狗式（Prasarita Padottanasana）	91
	双角式（Dwi Konasana）	94

目 录

　　　　增延脊柱伸展式（Uttanasana）………… 97
第六节　后弯姿势 ………………………… 100
　　　　人面狮身式（Bhujangasana Ⅰ）………… 100
　　　　前伸展式（Purvottanasana）…………… 102
　　　　眼镜蛇式（Bhujangasana）……………… 104
　　　　蛇伸展式（Bhujangasana Ⅱ）…………… 108
　　　　弓式（Dhanurasana）…………………… 110
　　　　半蝗虫式（Ardha Shalabhasana）………… 113
　　　　全蝗虫式（Shalabhasana）……………… 115
第七节　侧弯姿势 ………………………… 118
　　　　三角伸展式（Utthita Trikonasana）……… 118
　　　　侧角伸展式（Utthita Parsvakonasana）…… 121
　　　　风吹树式（Tiryaka Tadasana）…………… 124
　　　　门闩式（Parighasana）………………… 126
第八节　强健姿势 ………………………… 128
　　　　手臂伸展式（Hasta Uttanasana）………… 128
　　　　树式（Vrksasana）……………………… 131
　　　　战士第一式（Virabhadrasana Ⅰ）………… 133
　　　　战士第二式（Virabhadrasana Ⅱ）………… 136
　　　　幻椅式（Utkatasana）…………………… 139
　　　　鸟王式（Garudasana）…………………… 141
第九节　倒转式 …………………………… 143
　　　　犁式（Halasana）……………………… 143
　　　　倒箭式（Viparita Karani Asana）………… 147
第十节　颈部、面部和眼部练习 …………… 150
　　　　颈部练习（Neck Exercises）……………… 150
　　　　狮子第一式（Simhasana Ⅰ）……………… 153

　　　　　　瑜伽眼睛保健功
　　　　　　（Yoga Eye Exercises）·················· 156
　　第十一节　放松术和冥想坐姿 ················ 161
　　　　　　仰卧放松功（Shavasana）············ 161
　　　　　　简易坐（Sukhasana）················· 163
　　　　　　雷电坐（Vajrasana）················· 165
第四章　瑜伽洁净法 ···························· 167
　　　　导言 ·································· 167
　　　　"涅悌"（Neti）······················· 168
第五章　结语 ································· 172

第二篇　瑜伽冥想

第六章　瑜伽冥想的目的 ························ 174
　　　　获取真快乐的秘诀 ···················· 177
第七章　如何从物质困态中获得解脱 ·············· 180
　　　　克服愚昧无知、激情和善良三态影响的
　　　　重要性 ································ 180
　　　　如何达到解脱之道 ···················· 184
第八章　瑜伽语音冥想 ························· 186
　　　　导言 ·································· 186
　　　　达到冥想最高境界——入定的秘诀 ········ 187
　　　　如何练习瑜伽语音冥想 ················ 191
　　　　1. 噢姆（Aum 或 Om）················· 192
　　　　2. 噢姆·哈瑞·噢姆（Aum Hari Aum）········ 194
　　　　3. 哈里波尔·尼太-戈尔
　　　　　　（Haribol Nitai-Gaur）··············· 195
　　　　4. 玛丹那-莫汉那（Madana-Mohana）········ 196

5. 玛丹那-莫汉那·木哇利·哈瑞波尔
   (Madana-Mohana Murari Haribol) ············ 197
6. 戈帕拉·戈文达·啉玛·玛丹那-莫汉那
   (Gopala Govinda Rama Madana-Mohana) ··· 197
瑜伽语音冥想术的其他练习方法 ················ 198
修习瑜伽语音冥想的目的 ······················· 202
进步的各个阶段 ································· 203
有关强化瑜伽语音冥想术修习的一些建议 ··· 204

第九章 如何达到最高形式的入定 ···················· 212
  了解自我的本质 ································· 212
  两种主要的入定 ································· 214
  不同的禅修何样的入定？························ 218

第十章 达到瑜伽的完美境界 ························ 221
  完美的本质/特征 ································ 221

全书的结束语 ·· 224
关于作者 ·· 226
  张蕙兰 ··· 226
  柏忠言 ··· 227

导　论

　　中国人深知健康的宝贵，并认为内心和平幸福与高尚精神品质胜于珍宝。正是这个原因使我相信祖国人民会逐渐认识到历史悠久的瑜伽科学的价值，并通过修炼瑜伽姿势和瑜伽冥想达到神形并健。

　　可以说，在现代，西方各国对东方各国的影响，相对而言，现今西方文化对东方各国的影响，远远大于东方文化对西方各国的影响。不过，至为古老的东方瑜伽修炼原则与方法，竟然在西方牢牢地站稳了脚跟，这实在令人惊喜。瑜伽渊源古老久远，可以说，在有文字记载以前，它就早已存在了。瑜伽师们说，他们传承下来的古代文献，诸如《薄伽梵歌》（Bhagavad-gita）、《史利玛德·薄伽瓦塔姆》（Srimad-Bhagavatam，即《薄伽梵往世书》，Bhāgavata-purāna）等，是五千多年前在印度写成的——而所有的学者都一致认为：这些古代文献只不过是更早以前由师傅口头授徒，代代相传下来的内容，再加以文字记载、编纂成书罢了。换言之，瑜伽教导是从不可追忆的远古时代传下来的。

　　然而，像爱因斯坦（Einstein，1879—1955）、梭洛（Thoreau，1817—1862）、爱默生（Emerson，1803—1882）等这样的现代大思想家、科学家和哲学家都曾经对这些古老瑜伽文献中蕴藏的智慧表示惊异赞叹。还有不知其数的西方人则把瑜伽体育锻炼和瑜伽冥想修炼方法作为自己日常生活的一个组成部分而奉行不渝。纵观西方现代化国家，人们很难找到一个没有教授瑜伽姿势和瑜伽冥想的地方。

由于瑜伽的魅力，多达几千万之众已遍及在美洲、欧洲及澳洲等国。在他们之中有许多人已经练了很多年，有些甚至练了三四十年之久。

但遗憾的是，许多练瑜伽的西方人却是出于错误的动机（例如仅为想要满足性感欲望而练），更有甚者，把瑜伽锻炼和饮酒、吸烟、与不正当的性关系等等坏习惯合到一块来做。尽管如此，除了这些伪瑜伽师外，还是有数百万西方人以严肃认真的态度来对待瑜伽的实践和原则。

当然，瑜伽对于中国也不是新鲜事物。中国的圣哲和学者们肯定很久以前就已经对瑜伽有所知闻的了。今天，"瑜伽"一词在气功杂志和书籍上屡见不鲜。我们并不是熟知印度瑜伽与中国气功两者之间关系问题的学者，关于这点我们尚待学习的东西的确还多，但我们深信不疑：两者的关系是重要而极为古老悠久的。总之，瑜伽是举世闻名的。

事实上，瑜伽是全世界——全人类的财富。瑜伽就和任何科学与真理一样，尽管它确实起源于某一民族，或者是由某一民族所发现或发展起来的，也不能说它就是某一种族或民族所专有的财富。这是一切真正的瑜伽师的看法——无论他们身在印度、中国、美国、欧洲或别的什么地方。

瑜伽是供人们练习的，不是供人们去思考推测的。因此，在这本书中，我们着重在瑜伽的锻炼实践上。我们对瑜伽哲学等方面的讨论仅限于这一点：即我们感到为了让读者理解瑜伽练习的做法及目的有必要讲时才讲。这就和下面的情况一样：为了完全地懂得针灸术，即使我们不相信阴、

导　论

阳、经络等等传统中医概念，我们也必须理解这方面的理论。同样，为了理解和修习瑜伽，我们认识一些传统的瑜伽概念会有帮助。

不同的瑜伽体系使用的瑜伽练习也各不相同。或者说，它们以稍微不同的方式运用同一些练习方法。但所有这些瑜伽体系的最终目的则是一样的。为了理解这个目的，人们只须考察一下"瑜伽"（Yoga）这个词的意义。

"瑜伽"是梵文词，意思是自我（atma）和原始之始（the Original Cause）的结合（the union）或一致（one-ness）。各种瑜伽体系的终极目的都是帮助人实现这种瑜伽境界。

以下是一些主要的瑜伽体系：

哈他瑜伽（又称诃陀瑜伽 Hatha Yoga）——是身体洁净、呼吸和各种体格锻炼方法的体系。

八支分法瑜伽（Astanga Yoga，又称王瑜伽 Raja Yoga）——包括姿势锻炼、呼吸、冥想等等的由八部分组成的瑜伽体系。

智瑜伽（Jnana yoga）——是探讨真与非真、恒常与暂时、生命力与物质等问题的科学和哲学的体系。

呾多罗瑜伽（Tantra Yoga）——主要修炼方法在于把性的能量向内和向上运行并加以回收的瑜伽体系。

语音冥想瑜伽（Mantra Yoga）——是意守瑜伽语音的体系。

实践瑜伽（Karma Yoga，或译业瑜伽）——是无私活动或工作的体系。

爱心服务瑜伽（Bhakti Yoga）——对绝对整体的爱心服务。萨丹那·巴克悌·瑜伽（Sadhana Bhakti Yoga）是达到完美觉悟的最容易的方法；纯粹的爱心服务瑜伽是在得到启发

3

之后才开始的，换言之，觉悟意味着完全领悟自我真正的本质是绝对整体的不可分割的组成部分，并怀着服务整体的精神之爱来生活。这是一种完美的和谐状态，人的身心、精神都一致地投入到对绝对整体的服务中。

这些瑜伽体系中，有一些体系使用同一些练习方法，但不同的体系可能强调不同的练习方法。这些体系中有一些体系是不完全的，也就是说，它们只是供人们修习其他瑜伽体系之前先行修习的初级体系。

这些瑜伽体系中，哪怕是对其中一种作充分的描述，起码也需要写一本大书才行。因此，我们显然不能够在这一本书里充分地描述所有这些体系以及这些体系之间的关系。

本书的内容是集中在重要的或基本的瑜伽练习上面。我们感到中国人民会对这些练习特别感兴趣，并要把这些练习方法运用到生活中。无论一个人要增进身体健康或内心幸福、精神品德，或者想两者兼而得之，他都会发现这些练习有极大的价值。

大部分这些（健身与冥想）练习，人人都可以做。我们确信，无论男女老幼，体力劳动者或脑力劳动者，运动员或艺术家，都可以在这本书里找到许多他会喜爱做并从做中得益的练习方法。

虽然有些瑜伽练习侧重健身方面，而另一些侧重心灵或精神方面，但还是不能够把瑜伽练习截然划分为健身类或精神类。

事实上，侧重健身方面的瑜伽练习（如各种瑜伽姿势、呼吸技法等等）目的不仅仅在于身体健康，也在于心灵上的安宁和平。而要想从这些健身运动和姿势中获得最大的益处，人们也必须以一种安详宁静的心态来做这些练习。

导　论

而那些侧重精神方面的瑜伽练习（如瑜伽冥想）结果不仅是得到内在的精神幸福，而且也增进身体健康。

因此，如果我们说，本书前部分的练习是专为健身之用而后部分则专为精神健康之用，就欠妥了。

以下是本书各篇的内容简介：

第一篇，瑜伽体位和技法（呼吸、姿势和洁净）。这是本书最大的一篇，收进了精选的传统瑜伽运动和姿势（阿萨那）练习，还有姿势练习前做的瑜伽热身运动，也有一项很实用的瑜伽净洁法。

第二篇，瑜伽冥想术。在本篇开头两章，我们介绍了瑜伽冥想术的目的和练习瑜伽冥想的主要方法，让你能够真正地达到自我认知的境界。之后，我们介绍了所有瑜伽冥想术中最完全、最流行、最久经时间考验的一种——瑜伽语音冥想。

在解说了瑜伽语音冥想法之后，我们就简要地介绍瑜伽冥想（dhyana，禅）的几种主要形式，以及入定（Samadhi）的境界。

把中国气功和印度瑜伽共冶一炉

本书不是讲中国瑜伽——即气功，而是讲印度传统瑜伽体系的。但我们要澄清的是写作本书绝无撇开中国瑜伽而只谈印度瑜伽，真的，这两种体系其实有许多练习方法在本质上无甚差异。我们谦谨恭诚的信念是从两类中各选些来练，相辅相成，融会贯通。

本书两位作者中一位是在香港出生成长的华侨，香港是中国一省却长期受西方以及印度文化的影响。另一位作者并非来自印度却是夏威夷人，而夏威夷正是东西方之间的一个文化枢纽。所以我们（本书的著作者）不会拘泥在印度或中国为发源地的单一类型瑜伽做探讨。

事实上，虽然两位作者中谁也不能说是中国瑜伽术的专家，然而我们都在做印度瑜伽练习和冥想的同时，也练了一点太极拳的中国式瑜伽。我们中有一人断续练了几十年太极拳——虽然两人肯定还没有练到如同自己想做到的那么十足到家。

瑜伽就是瑜伽——习练者不必仅对发源地感兴趣，应该着重关注在是否为正宗而确实有效的体系，并能把关过滤江湖骗子。

因此，我们恭谨地希望已经练习某种形式的中国瑜伽的读者诸君，千万不要以为若要练本书中的某些技法，就得放弃原有的修炼。我们只是希望在你已有的训练内容里融入一些印度的传统瑜伽而已。

有一些自发气功的修习者曾经问过我们，有没有"自发动功"的瑜伽。虽然古代瑜伽文献中并没有提到过"自发动功"瑜伽这么一个术语，但是，可以说，某些瑜伽技法能够导致一个人获得一些自发动功的体验，这些体验有时会以自发征象表现出来。例如，一个练瑜伽姿势和瑜伽调息术等等的人可能会体会到由于生命之气被搅动上升而产生的脊柱震颤的感觉。他的身体有时甚至会剧烈地颤动，有时候他的肢体会跳动或抽扯。瑜伽语音冥想的修习者在高级阶段可能会

导　论

体会到非常巨大强烈的极乐感，这又会产生若干特殊的征象，这些征象在诸如《巴克悌—拉撒姆利塔—辛度》("Bhakti-Rasamrita-Sindhu")这样的有权威性的瑜伽文献中已有过科学的分析。其自发动功现象有些是大力地伸展身体，毫不考虑舞姿的舞蹈或跳跃，高声唱诵瑜伽语音，声音发颤，流泪，眼睛发痒，大声呼叫，因为情绪激动而感到喉头窒息，毛发直竖，震惊痴呆（有时在震惊中流口水），发汗，在地上打滚，打呵欠，呼吸粗重，身体发抖，打嗝，咳嗽，抽筋，像疯人似地大笑。

有时候，有些骗子在公众场所模仿这些自发动功的姿态，来显示自己是一位超众的瑜伽师以欺骗天真无知的瑜伽爱好者。但是，具有真正资格的瑜伽师通常都尽力控制住这些外在的征象，不让它们表露出来，特别是在公众场合。按瑜伽师的看法，检验一个人在瑜伽修炼中的进步情况的真正尺度，是看一个人已经把多少欲念转变为精神的爱，换言之，即看一个人在多大程度上能关心别人的物质和精神福利。

外加一点有趣的说明：有许多中国人无疑会看到瑜伽和佛教之间存在着某些相似点。但这并不是因为瑜伽即是佛教，或佛教即是瑜伽。从无法记忆的远古时代起，在印度，已经有人练瑜伽了。因此佛教的创教者乔达摩（Gautama，即释迦牟尼）无疑也曾练过某种瑜伽。以后在漫长的岁月中，佛教徒们把许多种瑜伽修炼方法吸收、糅合到自己的体系中去。因此，尽管大多数佛教的体系都利用瑜伽修炼方法，但是，世界上大多数瑜伽士都并不修佛。

怎样按本书学习瑜伽

自从《瑜伽——气功与冥想》出版之后,我们接到不少的来信,说他们没有足够的时间习练在本书内所有的内容。考虑到这一点,我们精选了原《瑜伽——气功与冥想》书中的精髓,编订成这本精选版。我们精心挑选出一些最为关键的瑜伽智慧和技法,协助你达到瑜伽最优良效益。

关于瑜伽姿势,应该先做那些对自己比较简易的姿势,然后再逐渐地进入挑战性高的,不必把每一个姿势都练到。也请记住,瑜伽不是一个竞技体育项目,不要觉得你要把每一个姿势都做得与别人一样,或要让人有"你懂得世上每一个瑜伽姿势"的印象;另外,跟我们的DVD(VCD)一块练习,会有助于你的进步。

自从本书的原版问世以来,我们已经制作出版了几张瑜伽放松术和瑜伽语音冥想的CD,在随书赠送的DVD里,就包含其中的几个冥想练习。我们推荐与本书一起使用这些CD和随赠DVD。这样就能使练习过程简单有趣,又会有更多的益处。其实,瑜伽语音冥想是通过聆听的方式,不是只靠读书学习的。

"亘古以来,瑜伽语音都是由师徒以口授瑜伽语音冥想的方式交递下来,这些完美智能的圣贤们属同一脉传,都是瑜伽语音冥想的权威。瑜伽语音的聆听比眼观更具威力。"
《蕙兰瑜伽2：释压、定心、幸福冥思》

虽然这本书分成两篇，但并不意味着读者必须把第一篇中的一切全都学懂，才可以学习第二篇。从实用方面来说，你没有必要在成为各种姿势的能手后，才开始学练瑜伽语音冥想；先学冥想或是姿势皆可。还有个不错的选择就是，先选几种姿势（见第一篇），也选练一些瑜伽语音冥想（见第二篇第十章）。这么一来内外兼修瞬间上路——既健身又养性。

在开始执行姿势和语音冥想的日常修炼计划之后，时间允许的话，就多研读点瑜伽冥想（见第八至第十二章）。再有时间的话，就同时学习如何做一种叫作涅悌的瑜伽洁净技法（见第168页）。越早开始练"涅悌法"越好。

为给广大读者提供便利，我们已为本书中包括所有的瑜伽姿势在内的众多技法制作了免费在线视频指导，您可登录www.huilanyujia.com/AYQM浏览，或扫描书本内的二维码，下载相关视频到智能手机或平板电脑上观看。

此外，我们诚邀本书的读者朋友加入阅读本书及实践各种技法的在线读者群。请扫描以下二维码加入讨论。

一般的日常例行瑜伽练习

每一个人终归必须自行制订自己的瑜伽修习计划。这是因为你可能喜爱多练某种技法，同时希望少做别的。譬如，你也许想少花点时间做姿势练习而多花时间做冥想，或者与此相反。

然而，刚开始练瑜伽的人应该试试每日都做以下这个基本的一般例行计划。

早上

尽可能早点起床。沐浴（最好是冷水浴）、刷牙等等之后，在进食之前练习。

首先，各种姿势做 10~60 分钟。

第二，瑜伽语音冥想（时间允许做多久就多久）。

中午（如果时间允许的话）

姿势练习和瑜伽语音冥想（以可用时间长短为准）。

傍晚

沐浴之后，晚饭之前。

首先，姿势练习（短时间）。

第二，瑜伽语音冥想。

睡前

首先，姿势练习（不要紧接在饭后马上开练）。

第二，瑜伽语音冥想。

以上的一般模式并不是严格固定的。譬如，在晚饭前并不总是有时间做冥想的。或许你在中午时没有什么时间做姿势练习或冥想。无论是何种情况，你必须把修习安排得适合自己的生活起居计划。

随着时日推移，你可能学会多样的姿势（请参阅第二章"瑜伽姿势学习课程与日常修习计划介绍"）。但每天早晨、中午和（或）傍晚时分，在练过姿势之后，你仍然应该照样地练瑜伽语音冥想。换言之，初学者可以从最初一两天就开始按一种身心兼顾的日常瑜伽计划来练习。

第一篇

瑜伽姿势和技法
（呼吸、姿势和洁净）

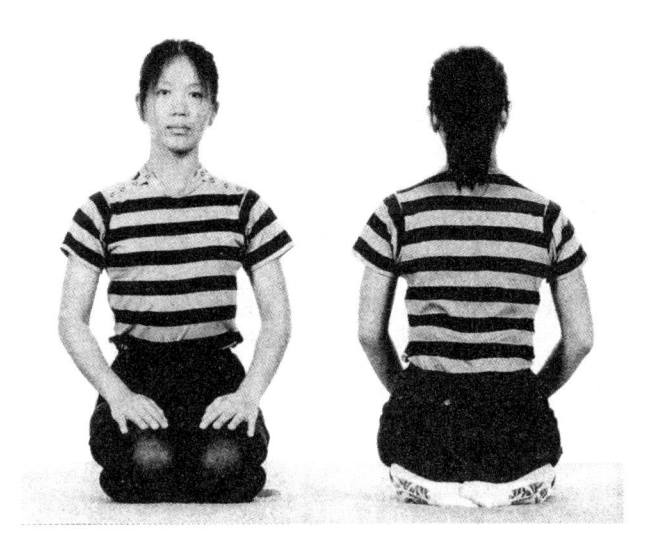

第一章 瑜伽姿势练习（阿萨那）

导　言

　　有时人们看到有人在做瑜伽练习，就以为他在练体操或柔体表演术。他们完全搞错了。

　　虽然有些瑜伽姿势或练习可能看起来像体操术，而且体操运动员确实可能凭着经常练瑜伽姿势来改进其体操技能，但是，这些瑜伽姿势并不是体操术。

　　虽然一个瑜伽修习者有时可能像是柔体表演家的样子，其实他并不是。柔体表演家们主要是作为一种表演节目才把身体作出各种奇形怪状的扭曲——而不顾这么一个事实：这些特定的姿势可能对其身体健康有害。瑜伽练习则刚好相反。它们是供修习者自己练习的——不是为了娱乐别人。其专门功用是帮助人保持身体健康，并经常处于有利内心和平、善于创造、富于成果以及冥想深思的精神状态。

　　瑜伽姿势和大多数体育练习不同，它不涉及快速或用力的运动，也不引起粗重的呼吸。相反，瑜伽姿势是做得很缓慢，步骤很分明。修习者在做每一项瑜伽练习时，都是放松而又警醒的。他把注意力集中在这项练习导致其体内所产生

第一篇 瑜伽姿势和技法（呼吸、姿势和洁净）

的感觉上。

瑜伽师们相信，对于身心健康来说，再没有什么比一个健康而又正常地发挥功能的神经系统更重要了。他们声言：没有别的锻炼体系能像瑜伽练习和瑜伽冥想术那样有益于整个神经系统（包括自主神经系统在内）。

瑜伽练习不仅利于康复神经系统，还能起到恢复神经系统的正常功能。瑜伽练习对于神经系统所起的奇妙效果确实难以尽言。就举个例子说吧，通过经常正规地做瑜伽练习，能使交感神经系统和副交感神经系统平衡起来。

这点非常重要，因为这意味着受这两个系统影响或支配的各个内脏器官不会活动亢盛或不足。例如，心搏率会保持适中，不致太快也不致太慢；各种消化液不会分泌太多或太少，等等。

与上述情况相联系的是，瑜伽练习凭着对重要的内分泌系统（脑下垂体、松果腺、甲状腺等等）产生有利的影响，来保持身体健康。

人体中有许多种腺体，这些腺体大部分都有导管，让它们所产生的分泌液传达到身体其他部分。例如，消化腺体分泌出帮助消化食物的液体，这些液体从各个腺体传送到胃部和肠脏。

另一方面，内分泌腺体就没有这些管道。内分泌腺体制造的化学物质是直接分泌到血流之中，血流顺次又把这些化学物质送到全身各部。

这些化学分泌物对人体的影响极大。

一个人的行为、情绪，甚至心理状态都和内分泌腺体的活动有直接关联。当内分泌腺体释放太多或太少某些激素到血液中去时，人的身心健康就会受到不良影响。

瑜伽练习帮助调整这些腺体的活动，从而防止内分泌系统工作情况失常。由于内分泌系统是受到自主神经系统支配影响的，所以瑜伽对神经系统的调整也间接地帮助调整内分泌系统。而瑜伽练习给予这些腺体的轻柔按摩和刺激，也直接使它们保持健康状态。

瑜伽练习对神经系统和内分泌腺体系统有益，显然也就是对整个身体有益，除此之外，瑜伽练习还直接对人体许多其他部分起着作用。轻柔的按摩和伸展身体就使身体每一个部分都得到益处。

有些瑜伽练习对身体的某些部分较之其他部分有更直接的益处——当修习者开始做这些练习时，他就明白了。例如，某些练习主要是对消化系统起作用，结果，使这个系统增加效率，而其他的练习则是主要对呼吸系统起作用，等等。

当然，这也不是说，瑜伽姿势练习是严格地按人体逐个部分起作用的。它们完全不是按逐个部分起作用的。事实上，整个身体——从皮肤到骨头，从头顶到脚底，从神经系统到消化系统——都能从瑜伽练习中受益。

严肃认真的瑜伽师都认识瑜伽姿势练习（以及瑜伽放松功和冥想术等等）对经络系统所产生的良好影响。大多数瑜伽姿势都直接作用于称为中经（即苏舒姆那管道，梵文 Sushumna，这管道从会阴沿脊柱直通头顶）的主要经络通道和沿中经分布的各个气轮或称经络络合体（即察克拉，梵文 Chakra）。据瑜伽理论的说法，一个人的健康极大地依赖经络系统正常地发挥功能。

各个瑜伽姿势不仅仅由于对脊柱施加伸展、挤压等等

第一篇　瑜伽姿势和技法（呼吸、姿势和洁净）

技法而对经络系统直接起作用，它们还对遍布全身的各条经络通道起作用*。在原版《瑜伽 气功与冥想》一书中，对此有详细的描述。

但是，如果修习者按本书的指导来做这些练习的话，他就会体验到身心都得到松弛，还会逐步发现自己身体增添了一种以前可能从来也没有体验过的柔韧性和灵活性。简言之，一个人的健康和心境得到极大益处。然而，为了取得这些好处，修炼者应牢记：在做这各种各样的瑜伽姿势时，千万不要用力推拉牵扯。

我们为本书所教的全部姿势制作了免费的在线视频指导，您可登录 www.huilanyujia.com/AYQM 浏览，或使用智能手机、平板电脑等设备扫描相关二维码观看瑜伽姿势的视频。

姿势练习安全指南和建议

无论从事何种运动或身体训练，包括瑜伽姿势，都有可能经历到前所未有的挑战，因此有可能引起运动的受伤。那么严格遵守安全指南至关重要。下列各个注意事项虽非面面俱到，但只要遵循则能增进运动效益，降低受伤几率。但不管怎么说，对于激烈的体能训练或活动，如果您不是运动员，同时又有倾向于久坐不动的生活方式，那么无论是如何

---

* 有一些中国气功实践家分析过某些气功练习会刺激、兴奋那些"针刺穴位"，同样的，有些瑜伽师也分析过类似的穴位，把它们称为"玛玛点"并分析了各种瑜伽姿势是如何对它们产生刺激的。但是，由于作者两人都不是针刺术、中国气功或玛玛治疗的专家，所以就只好把这个更深入的研究分析领域留待更有资格的人们去探讨。

15

的小心翼翼，仍会体验到由练习姿势所引起的身体不适及些许的肌肉酸疼，您可以登录我们网站 www.huilanyujia.com 了解更多讯息。

• 咨询医生

本书中的注意事项不能代替医生的建议。如果怀孕、受伤、有疾病（高血压等）、身体有旧伤或有其他健康问题（如颈背问题），在做姿势或呼吸练习前请务必先咨询医生，确定是否能够练习，再决定怎样安全地练习。注意：并非每个人都适合练习本书中的所有姿势。

• 修炼者不应感到：为了得到益处或把练习做得"正确"，他就必须把身子弯曲、伸展到插图示范者那种程度。不是的。一个人伸展到自己的限度或感到舒适为止，这就是把练习做得正确了。如果为了求得所谓的"高难""进步"而强迫超越身体的承受力，其结果，伤筋动骨，那就根本谈不上姿势正确了。

• 以上一点无论怎样强调也不会过分。有时候一个肢体僵硬不灵的人对于做瑜伽姿势练习连想也不敢想，因为他误以为自己必须像肢体更为柔软灵活的人那样做这些练习。于是，他就错过了大好时机。（以上一点无论怎样强调也不过分。有时一个肢体僵硬的人连想也不敢想去做瑜伽姿势，因为他误以为自己必须要具备灵活柔软肢体才能完成瑜伽动作。这种想法真是损人害己，且错过了人人都能尽享瑜伽的大好时机。）

• 正确安全的练习方法是在做练习时，把注意力完全放在体内产生的感觉上。

• 不要勉强用力。

• 千万不可攀比：为了表现、炫耀或攀比而练习瑜伽姿

第一篇 瑜伽姿势和技法（呼吸、姿势和洁净）

势，很容易使人过度地伸展扭转，而增加受伤的几率。这是近年来受伤现象增加的一大主因。

- 除非另有说明，否则的话，要用鼻而不是用嘴呼吸。
- 时刻要记住：每一练习都应做得缓慢、步骤分明。不要匆匆忙忙地做。这方面，应该记住每做了几个姿势或感到需要时，就做短暂时间（5~60秒之间）的仰卧放松功。
- 对于任何一种瑜伽练习，修习者都应先读该技法的"警告"一项，然后才开始练。
- 由于身体僵硬、不灵等等原因，是会有些不舒适的感觉。但如果身体任何部位若在练习时产生痛感，就应立即停下，转危为安。
- 生理期

为了顺应血液流向，要避免那些使骨盆位置高于心脏的姿势。

避免会挤压或强烈伸展到腹部等让你感觉不舒服的体位。

- 心脏及血液循环问题患者

请咨询医生是否能够练习本书中的瑜伽姿势与呼吸技法。若书中注意事项与医嘱冲突，请遵医嘱。同时，请遵循以下注意事项（即使身体状况在服用药物后表现正常）：

不要做任何头下脚上（头部低于心脏）的姿势；

不要做任何会使心跳加快的激烈姿势；

不要屏气。

- 最理想的是修习者能在室内外找到一个既安静又空气清新的地方来练习。为了安全起见，训练的地面最好选择平坦宽敞的地方。
- 由于瑜伽练习是在地板或地面上做的，所以修习者在练习做各种姿势时也许应该铺上一张席子或毡子，以便坐卧。这会垫着他的身子，以免和地板或地下又硬又冷的表面接触。但也不可太厚或太软，这会妨碍他的稳定性。还要确保铺垫物不会滑动。

• 由于瑜伽姿势涉及大量扭曲和伸展躯干、四肢的动作，因此最好是穿着宽松的衣服来做。还有，在做瑜伽姿势或冥想坐姿时最好是不穿鞋。当然，有些练习是可以穿着鞋做的，如向太阳致敬式（Surya Namaskara）等就是。但最好是穿轻的鞋子，如中国功夫鞋。还有，在做这些练习之前应先除掉皮带、领带，或其他衣物、饰物等等，这些东西可能妨碍练习者的动作*。

• 姿势可以单人做或以群组形式集体做。但我们发现一般而言个人练习更为安全，因为避免了他人的打扰或模仿、攀比他人的情况。所以我们推荐练习者可以在家中跟着我们的光盘练习。

• 如果可能的话，最好在做姿势练习之前先解小手，清空膀胱。

• 在餐后一般需等至少三四个小时才能练习比较强烈的姿势。但也有例外情况：餐饮之后约30分钟即可以舒缓的方式练习某些站立姿势；简单的颈、肩、臂的伸展随时可练，无任何限制。此外，具体要等多久才能练习也要视餐饮的量。譬如，饱餐或大量喝饮后就需要比只喝几口水或吃了一点果蔬等待更长时间。感受身体的反应，这是一条始终适用的原则。若进食后很快练习诸如扭转等会挤压腹部的姿势，身体往往会有不适感。有关姿势练习之前饮用

---

* 示范者穿着的衣裤是为了让读者更清楚地看到姿势的各个细节。

第一篇 瑜伽姿势和技法（呼吸、姿势和洁净）

液体的规定，最主要应了解即使只喝下少量水，也不应做前弯姿势，并且特别要避免犁式、倒箭式等头下脚上的姿势，因为餐饮后很快练习此类姿势，食物、液体可能导致胃肠道的问题。

● 虽然瑜伽练习极为有益，而且其至还能够治愈某些身体的毛病，人们还是不应该糟踏自己的身体，然后指望光凭做一点瑜伽练习就把它治好。值得注意的是要明白瑜伽练习并不能完全医治百病，而一个人患了严重的病痛，也不应该因为他在练瑜伽就忽视去寻求有效的医疗治理。

● 虽然瑜伽练习能够起治病作用，但主要还是应该把它看做是一种保健措施——换言之，是预防性的医学措施。

● 在姿势做法页上，如果姿势名称后面有星号，则表示在尝试这个姿势之前，练习者应达到能够完成此前所述之预备姿势的程度。

● 最后一点，修习者在试做每项练习之前总要先仔细阅读解说文字。首要的是，他应仔细按照解说文字的指南去练习。

锻炼前的暖身练习

在比较冷或身体较为僵硬的日子里，开始做常规的锻炼以前，可试试下面其中一组简单的暖身运动。

所有站姿暖身练习适用于时间较紧、在室外没有垫子时或在做太极等其他锻炼之前。仰卧和站立的暖身练习特别适用于身体僵硬者或比较激烈的姿势练习之前。暖身时做法与正规练习稍有不同，一般是以温和重复几遍与保持最终体位几秒，来轻易快速地达到暖身的效果。好比在做猫伸展式时，让呼吸配合着背部的轻度上拱和下凹，做绕臂扭转式时，轻轻地往右扭，再往左扭，每个姿势只保持一两秒钟。动作不要达到伸展的程度。当身体暖和灵活之后，就可延长姿势保持的时间并增加一点伸展度。除非另有指导，否则保持自然的呼吸即可。下面几组暖身中的姿势可按照页码查看练习的详情。如果熟悉姿势，可顺序遵守指示练习，但要特别留意所有的改变。许多此类暖身和随后章节的姿势讯息，都可在我们的网站 www.huilanyujia.com 查寻。

暖身一　站姿

肩旋转式（第 33 页）
手指触肩，手肘向前转动 6~12 次，然后换方向转相同次数。

颈部练习（第 150 页）
1. 左右转动：提胸挺背。头部轻缓地右转，再左转。此为 1 回合，做 5 回合。
2. 侧弯：头部温和地向右侧弯，然后向左侧弯，注意别往前倾。此为 1 回合，做 5 回合。

腰躯转动式（第 72 页）
双脚分开站好，脚趾稍朝外。向右扭转，左手放到右肩上，右臂绕到背后。如果膝盖不舒服，就提起左脚跟。保持 1 秒之后换边做。重复 2~3 次。

三角伸展式（第 118 页）
双脚分开站好，脚趾稍朝外。呼气时躯干慢慢朝右侧弯，右手舒服地放在右膝上方或下方。吸气时起身。换边做。此为1回合。做1~3回合。

手臂伸展式（第128页）

双脚并拢或稍分开站立。手腕交叉。吸气时两臂抬过头部，看前方。不要屏息。呼气时两臂放到肩膀高度。吸气时再举臂，呼气时还原。做1~2次。

暖身二　卧姿到站姿

蹬自行车式（第37页）

仰卧，朝胸弯膝。掌心朝下，双臂放在体侧，或双手垫于臀部下段稍靠外侧做支撑。向前踩圈8~12次后换方向踩相同次数。

摇摆式（第55页）

十指在膝盖上方或下方交握。前后摇摆5次后短暂休息，此为1回合，做3~5回合。别做得太快，也别后摆到颈部。加条毛毯垫着，会更舒服。

猫伸展式（第51页）

四肢着地成跪姿。吸气，脊柱凹下，呼气，将背拱起。此为1回合，做6~12回合。

肩旋转式（第33页）

手指触肩，手肘向前转动6~12次，然后换方向转相同次数。

腰躯转动式（第72页）

双脚分开站好，脚趾稍朝外。向右扭转，左手放到右肩上，右臂绕到背后。如果膝盖不舒服，就提起左脚跟。保持1秒之后换边做。重复2~3次。

颈部练习（第 150 页）

1. 左右转动：提胸挺背。头部轻缓地右转，再左转。此为 1 回合，做 5 回合。

2. 侧弯：头部温和地向右侧弯，然后向左侧弯，注意别往前倾。此为 1 回合，做 5 回合。

第一篇　瑜伽姿势和技法（呼吸、姿势和洁净）

第二章　瑜伽姿势学习课程与日常修习计划介绍

第一节　基本学习课程

下面的修习计划极为适合用来学习这本书里的姿势，特别对于初学者、年纪较大者以及身体较僵硬不灵者。在这个修习计划中有四个姿势可能有些人会感到太难做。这四个姿势是船式、犁式、倒箭式和虎式。如果有人感到这四者中有任何一个姿势太难做或其他姿势太难做，就可以跳过去不理。

为了方便学习的目的，这些姿势分为以下十组。

第一组
　　一、颈部练习（第 150 页）
　　二、肩旋转式（第 33 页）
　　三、脚踝练习（第 35 页）
　　四、蹬自行车式（第 37 页）
　　五、风吹树式（第 124 页）
　　六、仰卧放松功（第 161 页）
第二组
　　一、颈部练习（第 150 页）

二、肩旋转式（第 33 页）

三、三角伸展式（第 118 页）

四、叩首式（第 89 页）

五、人面狮身式（第 100 页）

六、仰卧放松功（第 161 页）

第三组

一、颈部练习（第 150 页）

二、猫伸展式（第 51 页）

三、蹬自行车式（第 37 页）

四、敬礼式（第 39 页）

五、简化脊柱扭动式（第 65 页）

六、仰卧放松功（第 161 页）

第四组

一、颈部练习（第 150 页）

二、蹬自行车式（第 37 页）

三、蝴蝶式练习（第 81 页）

四、束角式（第 83 页）

五、下半身摇动式（第 63 页）

六、仰卧放松功（第 161 页）

第五组

一、颈部练习（第 150 页）

二、简化脊柱扭动式（第 65 页）

三、船式（第 48 页）

四、眼镜蛇式（第 104 页）

五、下半身摇动式（第 63 页）

六、敬礼式（第 39 页）

七、仰卧放松功（第 161 页）

第一篇　瑜伽姿势和技法（呼吸、姿势和洁净）

第六组

一、颈部练习（第 150 页）

二、手臂伸展式（第 128 页）

三、树式（第 131 页）

四、腰躯转动式（第 72 页）

五、单腿交换伸展式（第 74 页）

六、仰卧放松功（第 161 页）

第七组

一、颈部练习（第 150 页）

二、顶峰式（第 41 页）

三、猫伸展式（第 51 页）

四、罐头开启器和炮弹式（第 45 页）

五、手臂伸展式（第 128 页）

六、仰卧放松功（第 161 页）

第八组

一、颈部练习（第 150 页）

二、手臂伸展式（第 128 页）

三、双腿背部伸展式（第 77 页）

四、腰躯转动式（第 72 页）

五、增延脊柱伸展式（第 97 页）

六、仰卧放松功（第 161 页）

第九组

一、颈部练习（第 150 页）

二、雷电坐（第 165 页）

三、顶峰式（第 41 页）

四、风吹树式（第 124 页）

五、船式（第 48 页）

六、仰卧放松功（第 161 页）

第十组

一、颈部练习（第 150 页）

二、向太阳致敬式（第 57 页）

三、虎式（第 53 页）

四、半蝗虫式（第 113 页）

五、倒箭式（第 147 页）

六、犁式（第 143 页）

七、仰卧放松功（第 161 页）

第二节　姿势学习计划

共有三十六课。每一课要做一个特定的姿势组合。把一课做了一遍之后，就跟着做下一课。每一回练习，尽你的可能多做几课，但要从容不迫，不要过于用力而劳累。你会发现，每一课都是以颈部练习开始的——如果你每回练习都做一课以上的话，颈部练习就只需做一次。

在做这些姿势的同时，记下哪些是你特别喜爱的姿势，以后，你就可以把这些姿势编入你的日常姿势练习计划中去。

这是学习计划：

	组次		组次
第 1 课	1	第 5 课	3
第 2 课	2	第 6 课	4
铺 3 课	1	第 7 课	3
第 4 课	2	第 8 课	4

第一篇　瑜伽姿势和技法（呼吸、姿势和洁净）

组次	组次
第9课 1	铺23课 7
第10课 2	第24课 8
第11课 3	第25课 5
第12课 4	第26课 6
第13课 5	第27课 7
第14课 6	第28课 8
第15课 5	第29课 9
第16课 6	第30课 10
第17课 3	第31课 9
第18课 4	第32课 10
第19课 5	第33课 7
第20课 6	第34课 8
第21课 7	第35课 9
第22课 8	第36课 10

第三节　姿势日常修习计划

在完成上面这个基本学习课程之后，一个人就能够根据哪些是他最喜爱的姿势来编制他自己的修习计划。

如果一个人不愿意从头编制一个日常修习计划，就只需在以下三个可选的日常修习计划中选做一个即可。然后，他可以在这个计划中加入任何想做的姿势。他也可以在一天做一个计划，其他日子则做另两个计划，即交替着做。

计划之一

一、叩首式（第89页）

二、人面狮身式（第 100 页）

三、蹬自行车式（第 37 页）

四、船式（第 48 页）

五、单腿交换伸展式（第 74 页）

六、简化脊柱扭动式（第 65 页）

七、罐头开启器和炮弹式（第 45 页）

八、敬礼式（第 39 页）

九、腰躯转动式（第 72 页）

十、颈部练习（第 150 页）

十一、增延脊柱伸展式（第 97 页）

十二、仰卧放松功（第 161 页）

计划之二

一、手臂伸展式（第 128 页）

二、三角伸展式（第 118 页）

三、简化脊柱扭动式（第 65 页）

四、蝴蝶式练习（第 81 页）

五、罐头开启器和炮弹式（第 45 页）

六、韦史努式（第 43 页）

七、眼镜蛇式（第 104 页）

八、猫伸展式（第 51 页）

九、犁式（第 143 页）

十、雷电坐（第 165 页）

十一、前伸展式（第 102 页）

十二、增延脊柱伸展式（第 97 页）

十三、仰卧放松功（第 161 页）

计划之三

一、颈部练习（第 150 页）

第一篇 瑜伽姿势和技法（呼吸、姿势和洁净）

二、叭喇狗式（第 91 页）

三、敬礼式（第 39 页）

四、向太阳致敬式（第 57 页）

五、虎式（第 53 页）

六、蹬自行车式（第 37 页）

七、倒箭式（第 147 页）

八、双腿背部伸展式（第 77 页）

九、手臂伸展式（第 128 页）

十、树式（第 131 页）

十一、仰卧放松功（第 161 页）

做完姿势练习之后，应做瑜伽语音冥想。身体非常僵硬不灵的人最好做的冥想姿势是简易坐和雷电坐（见第三章第十一节）。

在练习以上较为容易的姿势一段时间之后，一个人的身体就会变得柔韧灵活了，他就可以考虑练习本书中一些他们前些时候感到困难的那类姿势了。

第三章　瑜伽姿势（阿萨那）

第一节　瑜伽呼吸——自然而完全的呼吸

看来有点儿奇怪但又令人遗憾的是，有许多人不知道怎么样正确地呼吸。因此，在练习瑜伽姿势之前，先应该学会怎样正确和自然地呼吸。瑜伽呼吸，或称正确的呼吸，是由以下两种呼吸方式结合而成的。

一、**腹式呼吸**。仰卧。把你的左手或右手轻轻放在肚脐上。当你吸气时，把空气吸入肺部的下段。如果你把这步吸气动作做得正确，你的手就会被腹部抬起。你吸气越深，腹部升起越高。随着腹部扩张，横膈膜就向下降。现在呼气，你就会发现腹部向内、朝脊柱方向收。你可以凭着尽量收缩腹部的动作把空气呼出双肺之外。而在这样做时，横膈膜就自然而然地升起。

二、**胸式呼吸**。仰卧或伸直背坐着，深深吸气，但不要让腹部扩张。代替腹部扩张的是把空气直接吸入胸部区域。在胸式呼吸中，胸部区域扩张——腹部应保持平坦。然后，当吸气越深时，腹部向内、朝脊柱方向收入。当你用这种方式吸气时，你会注意到：肋骨是向外和向上扩张的。现在呼

第一篇　瑜伽姿势和技法（呼吸、姿势和洁净）

气，当你呼气时，肋骨向下并向内收。

完全的（瑜伽）呼吸。完全的呼吸或瑜伽呼吸是把以上两种类型的呼吸结合起来完成的。这是一种自然的呼吸方法，略加练习之后，这种呼吸方法就会在你全部日常的练习和生活中自动地进行，习以为常了。用下面的方法练习完全的呼吸。

轻轻吸气，首先吸向腹部区域。在这区域鼓起的时候，就开始充满你胸部区域的下半部分。再充满胸腔上半部。尽量将胸部吸满空气而扩张到最大程度——你的双肩可能略微升起，胸部也将扩大，等等。在这种情况下，你的腹部将会向内收。现在你已经吸气吸到双肺的最大容量。现在，按相反的顺序呼气：首先放松胸部，然后放松腹部。用收缩腹部肌肉的方法结束呼气。这确保了已经从肺部呼出了最大量的空气。然后，再次慢慢吸气，首先腹部会扩张，如此循环下去。"完全的呼吸"应是畅顺而轻柔的。不同的各阶段不应该节节可分地或跳动式地做。整个呼吸应该作为一个畅顺的动作来做——就像一个波浪轻轻地从腹部波及胸膛中部再波及胸膛的上半部，然后减弱消失。呼气不应是匆忙或使劲的，而应该是稳定、渐进的。要按自己舒适的范围练习，慢慢地，呼吸自然而然的就能深入和缓。

练习的时间

每日都可做几分钟这种呼吸技法。站、坐、躺着都适合，也可在练习姿势或冥想之前做几分钟来加深呼吸。若感觉舒服，在姿势练习中做很有效益。当你开始用这种方法自然地呼吸——也就是说，先吸进腹部，然后再填满胸部，发现这种呼吸已成为你日常生活的呼吸模式时，你这时就不须刻意去做呼吸练习。

益处

瑜伽呼吸或完全呼吸有许多益处。由于增加氧气供应，血液得到净化。肺部组织（体素）更壮，从而增强了对感冒、支气管炎、哮喘和其他呼吸上的毛病的抵抗力。横膈膜和胸腔都得到发展和加强。活力与耐力均有增长。面色更好。而且，也许最重要的是，心灵变得更清澈、更警醒。

使用智能手机或平板电脑扫描二维码，观看技法视频。

第二节　关节练习

肩旋转式（Shoulder Gyration）

功法

- 挺身直立，两脚并拢。
- 两臂向两侧平举，和地面平行（图1）。
- 将两手掌心转向上。
- 弯曲两肘，把手指放在肩头上。
- 一面把手指放在肩头上，一面将肘部做圆圈旋转运动（图2）。
- 开始时做小圆圈旋转运动（图3），逐渐增大直到两肘在胸前范围互相碰触为止（图4和图5）。
- 顺时针方向至少旋转12圈，然后反时针方向旋转12圈。

保健效益

这个练习扩展胸部，放松两肩关节，补养和加强上背部，特别是两肩胛骨周围的区域。

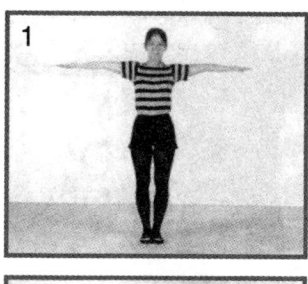

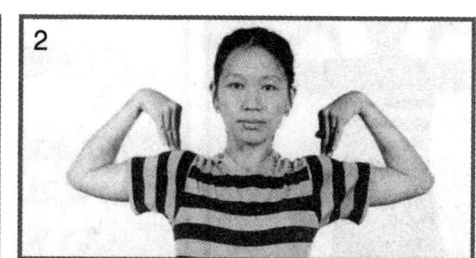

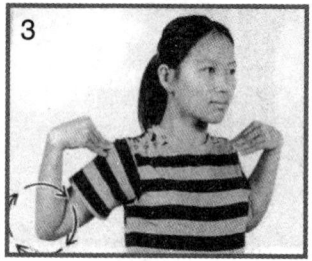

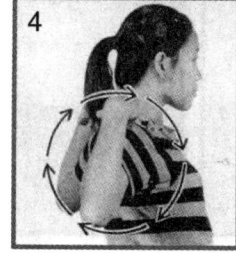

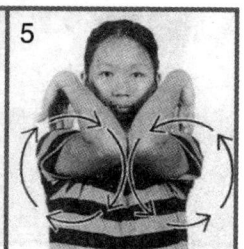

瑜伽——气功与冥想(精选版)

34

第一篇 瑜伽姿势和技法（呼吸、姿势和洁净）

脚踝练习（Ankle Exercises）

功法
- 坐下，两腿向前伸直。
- 两手掌心向下放在臀部两侧，上身向后倾（图1）。
- 两脚向前、向后扭动。
- 试图最大限度地弯曲踝关节（图2）。
- 至少重复做12次。
- 然后微微分开两腿。
- 不要弯曲双膝。
- 保持两脚脚跟贴着地面，用右脚做顺时针方向的旋转运动。然后，转换方向，反时针方向旋转你的右脚（图3）。
- 每一种方向各做12个完整的圆圈旋转运动。
- 左脚也做同样的练习（图4）。
- 然后，再同时旋转双脚（你可以按以下每一种方式各做12次：两脚顺时针方向，见图5；两脚反时针方向，见图6；左脚顺时针方向，右脚反时针方向，见图7；右脚顺时针，左脚反时针方向，见图8）。

保健效益
这个练习放松两踝，补养和加强小腿腿肚子肌肉。

瑜伽——气功与冥想(精选版)

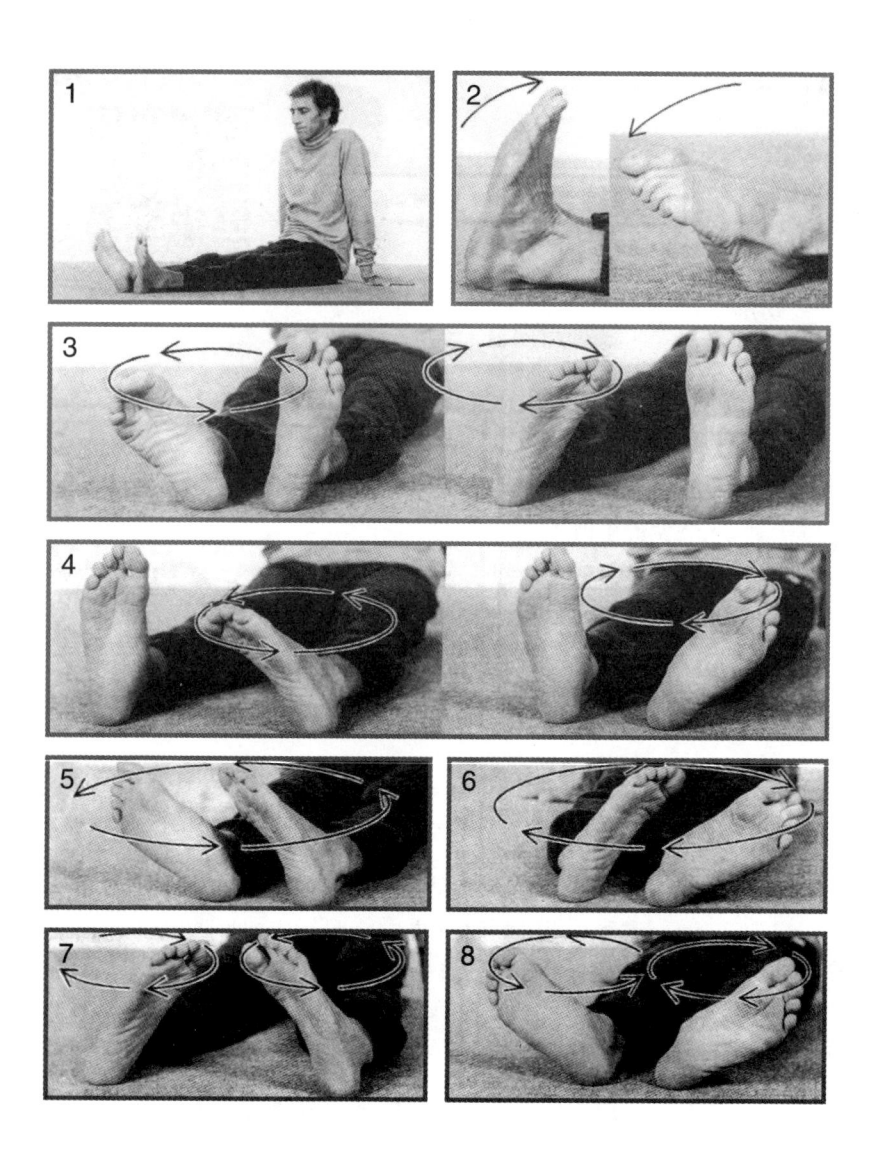

第一篇 瑜伽姿势和技法（呼吸、姿势和洁净）

蹬自行车式（Leg Cycling）

功法

- 仰卧，两腿伸直。
- 将两脚抬高并做用脚蹬自行车的动作。想象自己正在蹬自行车（图1）。
- 你的头部和身体其余部分都要平放在地面上。
- 至少再做12次旋转动作。
- 停止，然后开始向后蹬（图2）。
- 至少再做12次旋转动作。
- 现在两腿并拢，两脚同时向同一方向做蹬车动作。向前蹬12次（图3），然后反过来再蹬12次（图4）。
- 以躺着的姿势休息，直到你已经彻底放松、呼吸回复正常为止。

保健效益

这个姿势加强两大腿和两膝，增加血液循环，对腹部器官和双膝有温和的强壮作用。

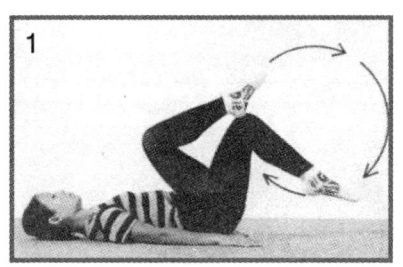

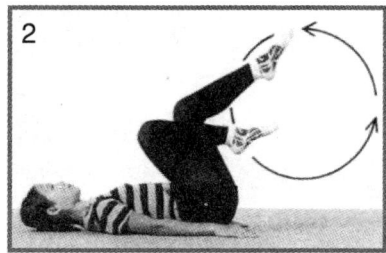

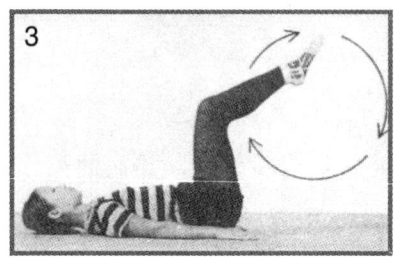

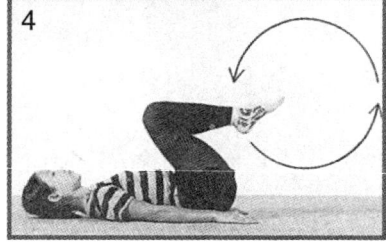

瑜伽——气功与冥想(精选版)

38

第一篇 瑜伽姿势和技法（呼吸、姿势和洁净）

敬礼式（Namaskara）

功法

- 蹲下，两膝大大分开，两脚平放地上。
- 双掌合十，用两肘推两膝的内侧（图1）。
- 吸气，向后伸展颈项，两眼向上看，把两肘再向外推，借此尽量将两膝向外伸展（图2）。
- 保持这个姿势6秒钟。
- 然后呼气，两臂向前方伸直，两掌仍合十（图3）。
- 把两膝尽量向内侧收，互相靠拢（图4）。
- 上身躯干向前下方弯下去（图5）。
- 保持这个姿势几秒钟。在做这个姿势练习的全过程中，臀部不应着地。
- 把以上顺序反过来做，回复蹲下的姿势（见图1）。
- 至少重复做12次。

保健效益

这个姿势改进练习者的体态和平衡感。它使颈项得到伸展，对双肩、双臂、两腿和两膝等处的神经有益。

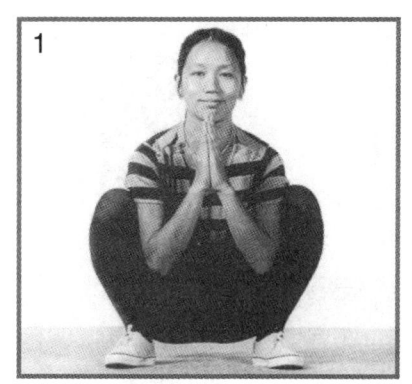

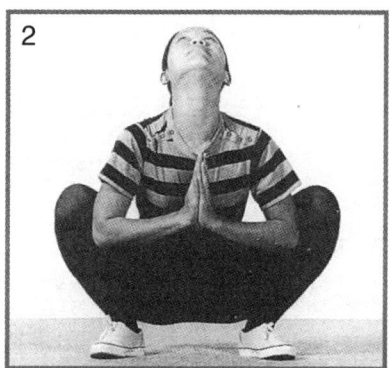

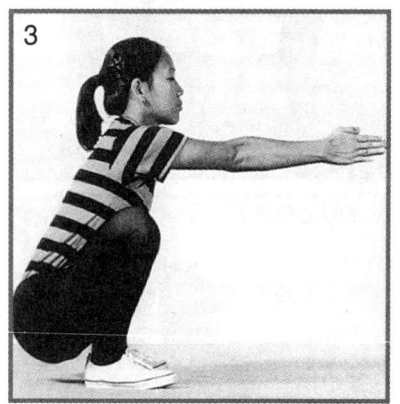

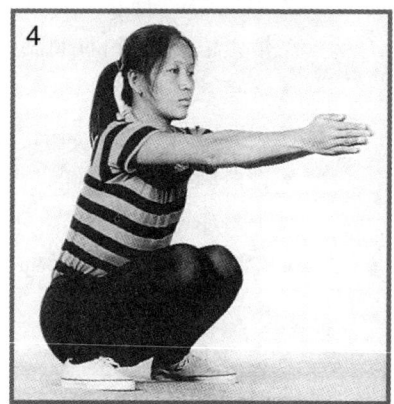

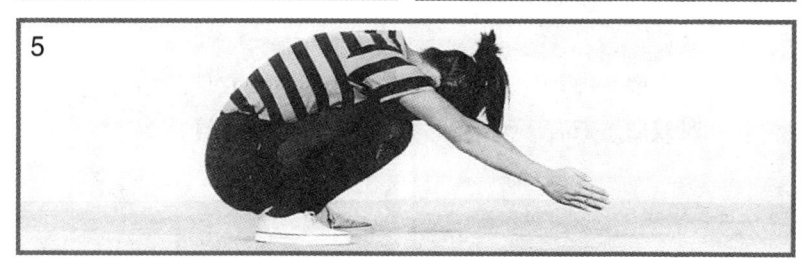

第一篇 瑜伽姿势和技法（呼吸、姿势和洁净）

顶峰式（Sumeruasana）

功法
- 跪下，臀部放在两脚脚跟上，脊柱挺直（图1）。
- 两手放在地上，抬高臀部，两手两膝着地跪下来（图2）。
- 吸气，伸直两腿，将臀部升得更高。
- 你的双臂和背部应形成一条直线，头部应处于两臂之间。整个身体应像一个三角形的样子（图3）。
- 将脚跟放在地面上（图4）。如果脚跟不能停留在地面上，就让脚跟上下弹动，来帮助伸展腿腱。
- 正常的呼吸，保持这个姿势约1分钟。
- 呼气，回复两手两膝着地的跪姿。
- 重复6次。

保健效益

这是一个强身效能极为显著的姿势。它消除疲劳，帮助恢复精力。它使心跳率减慢。它伸展和加强腘旁腱、小腿腿肚子肌肉、双踝和跟腱。消除脚跟疼痛和僵硬感。它软化跟骨刺。它强壮坐骨神经。

这个姿势也消除肩关节炎。

警告

患有高血压或眩晕病（vertigo）的人应向医生咨询是否适宜做此式。

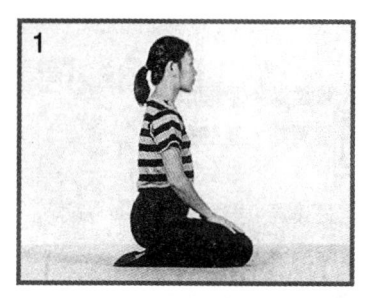

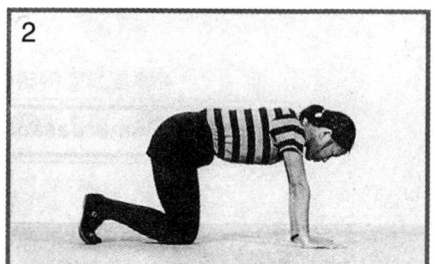

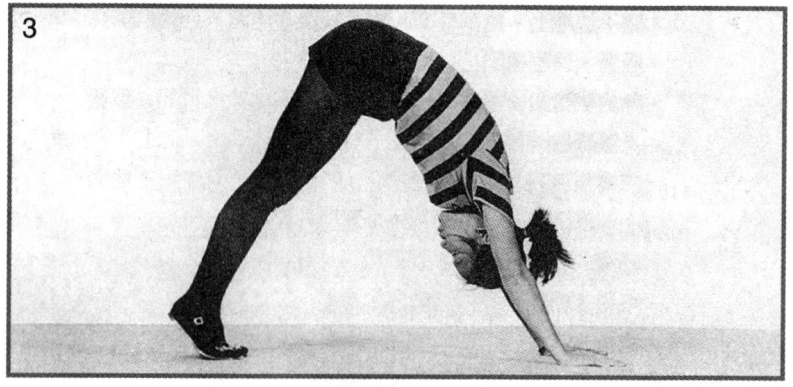

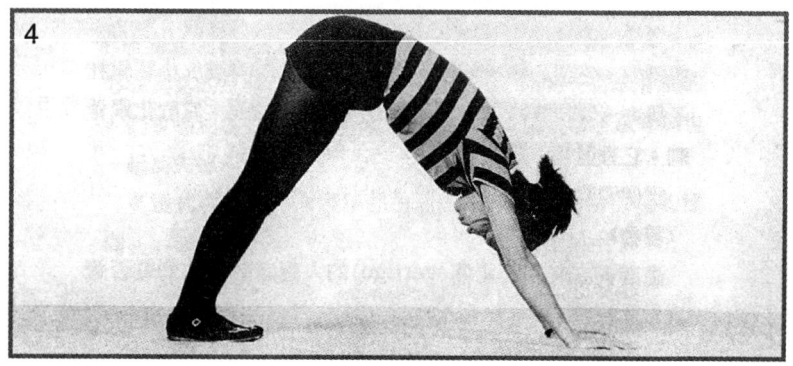

瑜伽——气功与冥想(精选版)

42

第一篇　瑜伽姿势和技法（呼吸、姿势和洁净）

韦史努式（Anantasana）

功法
- 背贴地仰卧。
- 转身做左侧卧式。
- 抬起你的头，弯曲左肘，将头枕落在左掌上（图1）。
- 左臂应和身体其他部分成一直线，你的左掌心应在左耳上方托着头。
- 做几次深呼吸，然后举起你的右腿，用右手大拇指和食指等抓住右脚大脚趾（图2）。
- 呼气，将右臂和右腿伸直，直到两者都垂直于地面（图3）。
- 正常地呼吸，保持这个姿势10~30秒钟。
- 弯曲右膝，慢慢把右腿和右臂放回到躺下的姿势上（见图1）。
- 放下托着头的手掌，转身做背贴地仰卧式。
- 转身做右侧卧式，重复这个练习。

保健效益

　　这个姿势放松两髋和腘旁腱。它减少腰围线上的脂肪。对骨盆区域有益。有助于消除背痛和防止疝气。

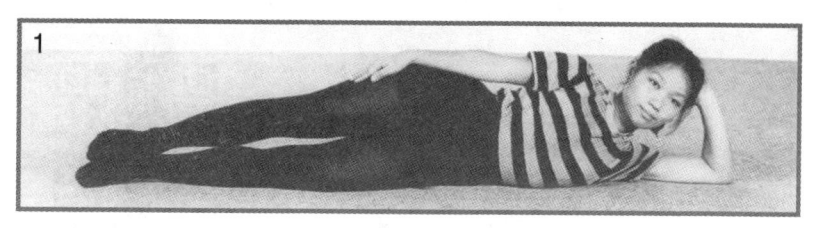

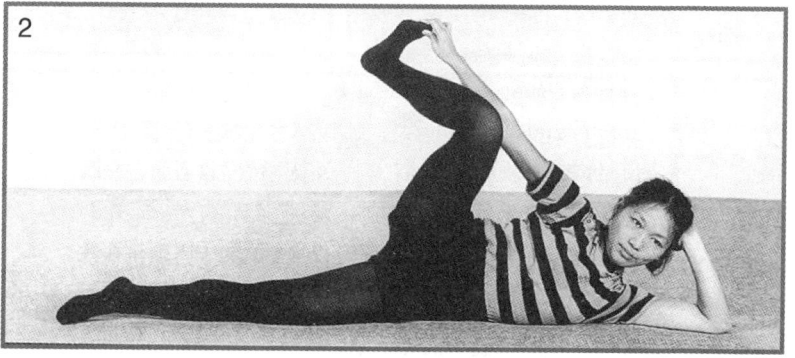

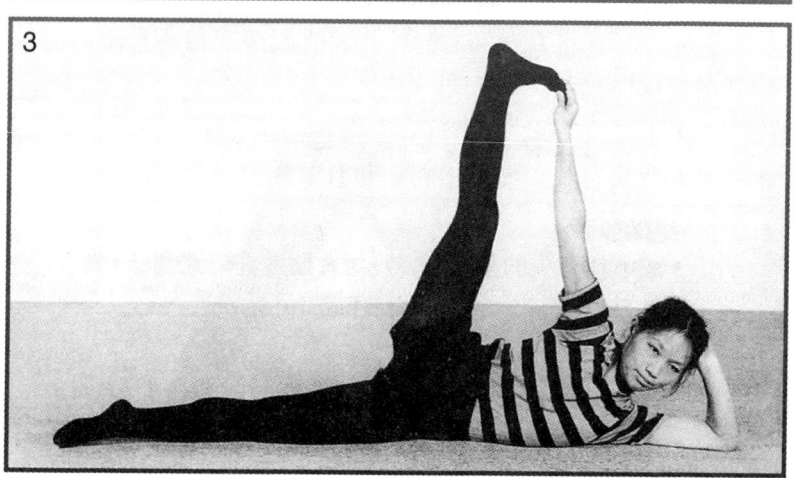

瑜伽——气功与冥想(精选版)

1

2

3

44

第三节　背部练习

罐头开启器和炮弹式
(The Can Opener and Cannonball Postures)

功法

- 仰卧，两腿伸直（图1）。
- 吸气，同时屈右膝，收起右腿，把右大腿尽量收近胸膛。
- 呼气，两手十指相交，抱着右膝（图2）。
- 彻底呼气，让两肺叶尽量把气呼完。
- 闭气不吸，并把头朝右膝处抬起。
- 如果可以，用下巴接触膝部（图3）。
- 吸气，慢慢把头部放回地面上。
- 呼气，放开十指，同时把右腿伸直，放回地面上。
- 现在，吸气，屈左腿，按同上的步骤做。
- 左、右两腿各做6次。
- 然后两腿均屈膝，把两大腿收近胸膛，两臂抱着双膝（图4）。

- 一边把注意力集中在你的呼吸上，一边做上述的练习（图5）。
- 至少重复做6次。

注意：如果你要保持较长时间把下巴接触着膝部，那就把悬息（即闭气不吸）改为保持姿势的同时轻轻呼吸。

保健效益

这个练习补养和加强腹部，伸展颈项肌肉。它有助于减轻便秘，对释放腹中积气效果极佳。

警告

如有心脏或循环问题，切勿闭气不吸。

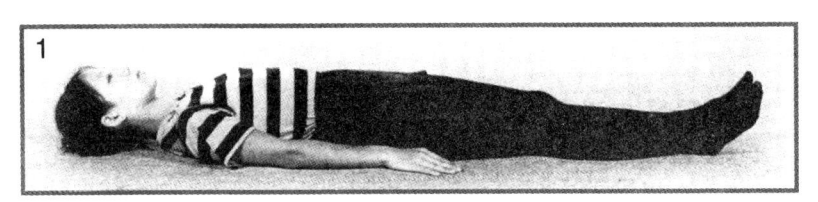

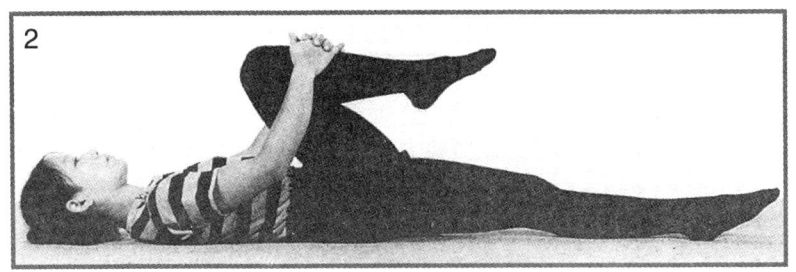

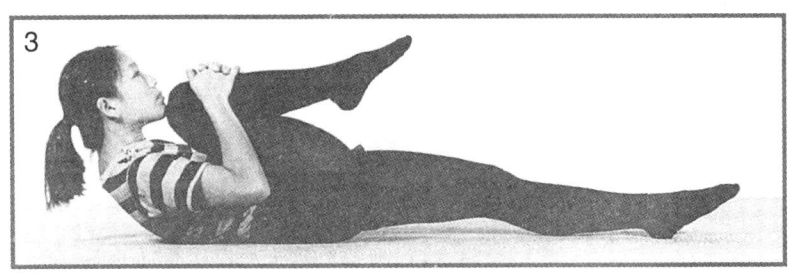

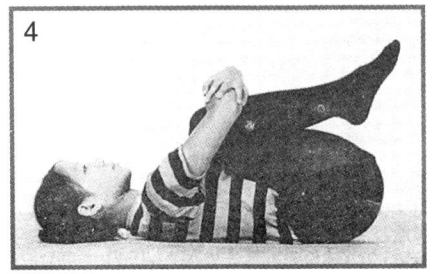

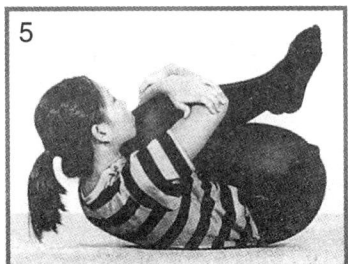

第一篇 瑜伽姿势和技法（呼吸、姿势和洁净）

47

船式（Naukasana）

功法

- 仰卧，两腿伸直。
- 两臂平放体侧，掌心向下（图1）。
- 吸气，同时还将头部、上身躯干、两腿和双臂全都抬起来，离开地面。
- 脚趾和头部离地面1~2英尺。
- 双臂应向前伸直并与地面平行（图2）。
- 一边蓄气不呼，一边尽量长久地保持这个姿势，但以不勉强费力为限。
- 一边渐渐地把你的双腿和躯干放回地面，一边慢慢呼气。
- 放松全身。
- 重复做这个练习6次。
- 休息几秒钟，然后按略有变化的做法再做6次。
- 当保持躯体从地面抬高的姿势时，握紧你的双拳，把全身肌肉紧张起来（图3）。
- 然后呼气，小心地把各部位放回地面上，把全身完全放松。

第一篇　瑜伽姿势和技法（呼吸、姿势和洁净）

保健效益

对于腹部器官和肌肉，这是一个极好的姿势。它促进肠道蠕动，改善消化功能，帮助消除肠胃中的寄生虫。它也产生放松身体许多肌肉和关节的效果，从而使它对神经质或紧张的人特别有益。最重要的是这个姿势有助于强健背部。从农民到知识分子，从运动员到演员，男男女女，人人都需要强壮的腰背。如果我们的腰背部强壮有力，我们就能够更活跃，生活得更充实。如果是妇女，就能够在生育儿女时少些麻烦、痛苦和不适。如果是体力劳动者就能够多做些工作而少些痛苦。如果是学生、知识分子或冥想者，就能不靠椅子的帮助而长时间地伸直腰身坐着。而我们大家在年老时，如果腰背部强壮有力的话，我们的年纪就不会给我们带来重大的影响。我们仍然将会感到很健旺。

警告

如有背部问题，在做此式之前应先咨询医生。

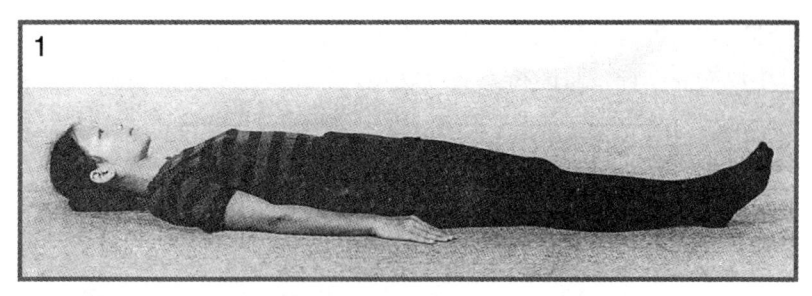

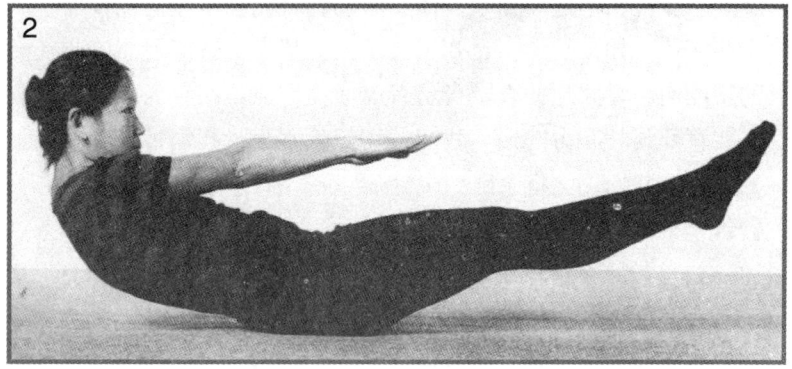

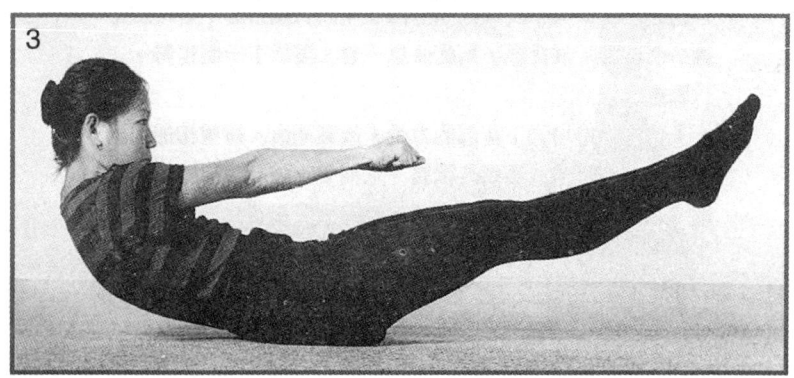

瑜伽——气功与冥想（精选版）

1

2

3

50

第一篇 瑜伽姿势和技法（呼吸、姿势和洁净）

猫伸展式（Marjariasana）

功法
- 跪下来（图1）。
- 坐在脚跟上，伸直背部（图2）。
- 抬起臀部，两手放在地上，形成一种"四脚"姿势。
- 吸气，抬头，收缩背部肌肉（图3）。
- 保持此姿势6秒钟。
- 然后呼气，垂下头，拱起脊柱（图4）。
- 再保持此姿势6秒钟。
- 两臂伸直，垂直于地面。
- 把凹背和拱背两种姿势各做12次。

保健效益

这个姿势使脊柱更加富有弹性，并放松颈项和肩膀。它补养和增强神经系统，改善血液循环，增进消化作用并有助于消除腹部区域多余的脂肪。

对于女性生殖系统来说，这是极佳的姿势。在月经期间，它有助于消除月经痉挛的痛苦。它也有助于治疗白带和月经不规则。对于妊娠妇女，这是一个极好的姿势。由于它帮助子宫回复正常位置，所以在产后练也是有益的。

瑜伽——气功与冥想（精选版）

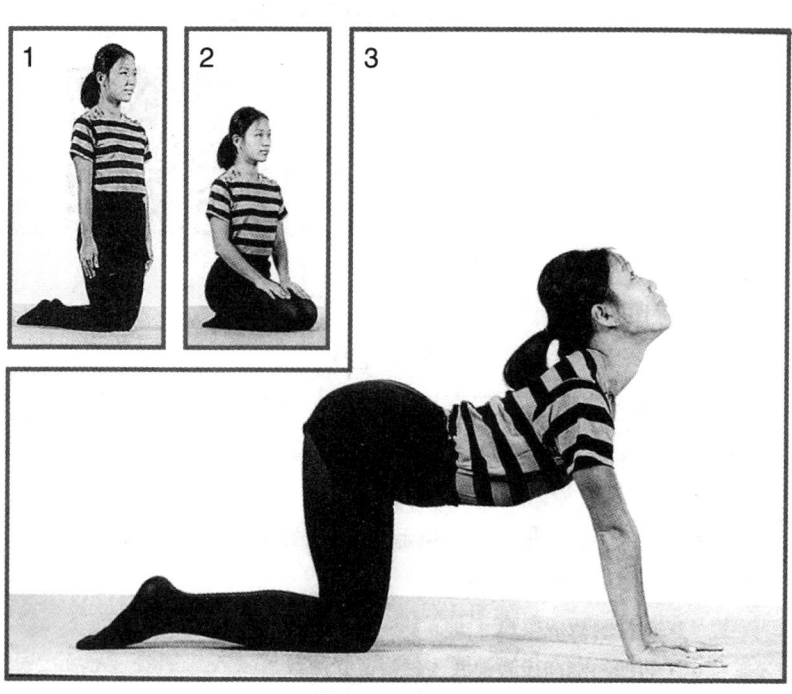

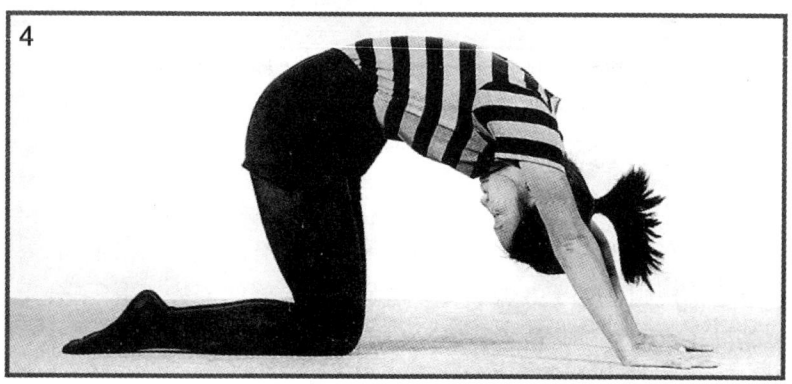

52

第一篇　瑜伽姿势和技法（呼吸、姿势和洁净）

虎式（Vyaghrasana）

功法

- 开始时跪下，臀部坐落在两脚跟上，脊柱要伸直（图1）。
- 两手放在地板上，抬高臀部，做出爬行的姿势（图2）。
- 两眼向前直视，吸气，把右腿向后伸展（图3）。
- 蓄气不呼，弯曲右膝（图4）。
- 两眼向上凝视，保持这个姿势几秒钟。
- 呼气，把右大腿接近胸部。
- 保持脚趾略高于地面，两眼向下看，用鼻子擦膝部（图5）。
- 脊柱应弯成拱形。
- 再把右腿向后方伸展，重做这个练习。
- 每条腿做6次。

保健效益

虎式有助于使脊柱得到伸展和运动，强壮脊柱神经和坐骨神经。减少髋部和大腿区域的脂肪，强壮生殖器官。它是产后妇女的极好练习。

警告

有高血压、心脏或循环问题的话，请别屏气。

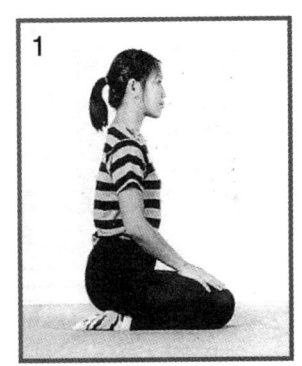

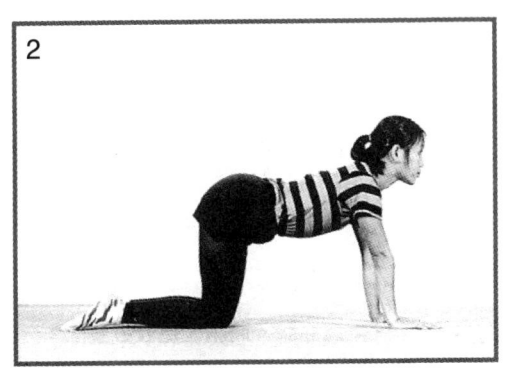

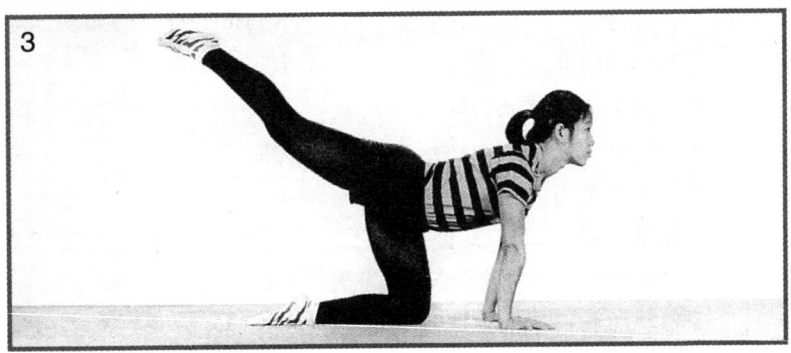

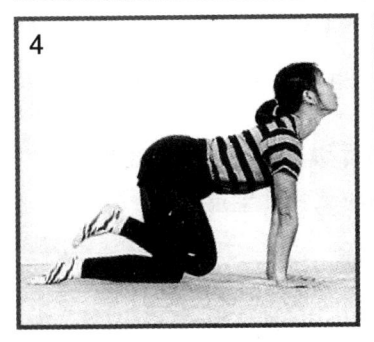

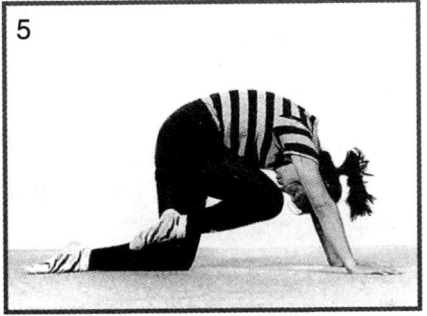

瑜伽——气功与冥想(精选版)

54

第一篇　瑜伽姿势和技法（呼吸、姿势和洁净）

摇摆式（Rock and Roll）

功法
- 仰卧，两腿向前伸直。
- 两腿屈膝，将两大腿收近胸部。
- 两臂抱着两腿或腿后，十指相交（图1）。
- 抬起你的头，让你的身体前后摇摆（图2）。
- 小心不要让你的头猛碰地板。
- 前后摇摆5次。到第5次完时，顺势做出蹲着的姿势。这就是一个回合（图3）。
- 重复做8~10个回合。

保健效益

这个练习按摩和强壮双髋、双臀和背部。对于放松僵硬强直的背部和增加血液循环，它有极好功效。它有助于放松胃部和腹部区域，有助于消除腹中气体。

警告

为了避免脊骨损伤，建议你躺在一张毛毡上做这个练习。

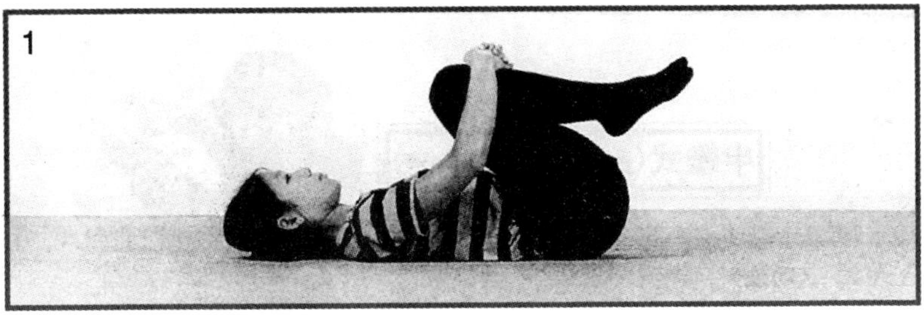
1

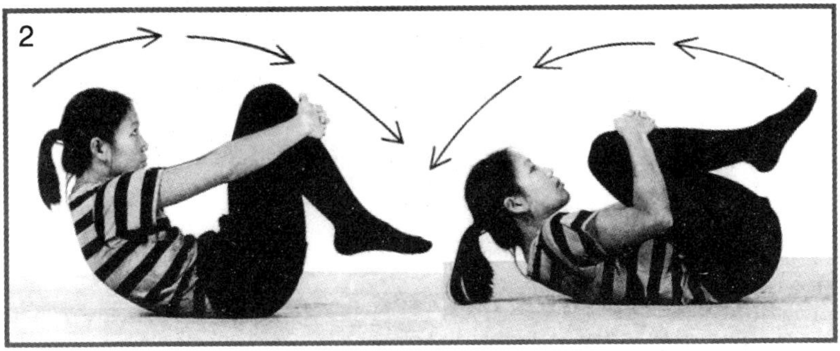
2

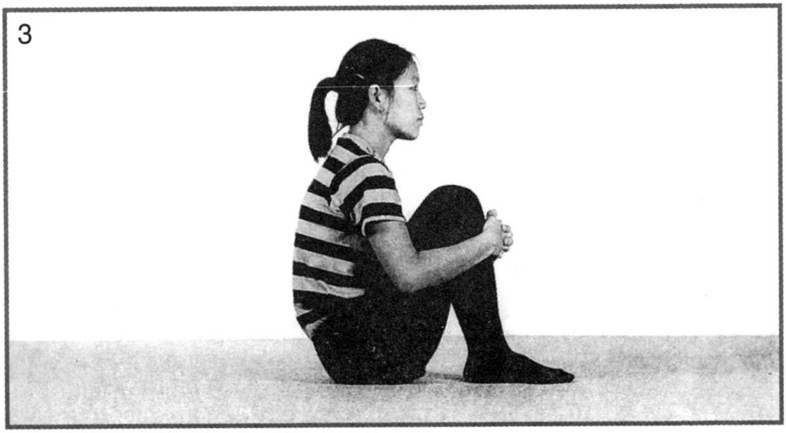
3

第一篇　瑜伽姿势和技法（呼吸、姿势和洁净）

向太阳致敬式（Surya Namaskara）

梵文词"苏利亚"（Surya）意思是太阳；而"那玛斯卡拉"（Namaskara）一词的意思是敬礼或尊敬。因而，在梵语中，人们就把这一组姿势称为向太阳致敬式。传统上，人们一向都是在大清早太阳刚刚出现在地平线上时，就对着朝阳来做这些姿势的。但是，日间任何时候都可以练习它，许多习瑜伽者都把它作为每日瑜伽常规功课开始之前必做的前奏或放松练习。这是人们最常做的瑜伽姿势之一。

功法

- 挺身站立，但要放松，两脚靠拢，两掌在胸前合十，正常地呼吸（图1）。
- 两脚保持平放在地上。随着你把双臂高举头上（举臂时，两手食指相触，掌心向前），缓慢而深长地吸气，上身自腰部起向后方弯下（图2）。
- 在这样做的过程中，两腿、两臂都伸直；上身向后弯以帮助增加脊柱的弯度。
- 一面呼气，一面慢慢向前弯身，用双掌或两手手指触及地板（不要弯曲双膝）。以不感到太费力为限，尽量使头部靠近双膝（图3）。

- 一面保持两掌和右脚在地板上稳定不动，慢慢吸气，同时把左脚向后伸展（图4）。
- 在做上述动作的过程中，慢慢把头向后弯，胸部向前方挺出，背部则成凹拱形（图5）。
- 一面慢慢呼气，一面把你的右脚向后移，使两脚靠拢，两脚脚跟向上，臀部向后方和上方收起。两臂和两腿伸直。你的身体应该像一座桥的样子（图6）。
- 一边吸气，一边让臀部微微向前方摇动，一直到两臂垂直于地面为止。然后蓄气不呼，弯曲两肘，把胸膛朝着地板方向放低（臀部和腹部比胸部离开地面还高少许）（图7）。
- 一边保持胸部略高于地面，一边慢慢呼气，把胸部向前移，直到（首先）你的腹部，（跟着）你的两条大腿接触地面。
- 吸气，同时慢慢伸直两臂（或者以不过劳背部为限，尽量伸直曲臂），上身从腰部向上升起。你的背部应成凹拱形，头部像眼镜蛇式那样向后仰起（图8）。
- 呼气，同时把臀部升高到空中（图9）。
- 一边吸气（双掌和右脚稳定地放落在地面上），一边弯曲左腿并将左脚伸向前边。向上看，胸膛向前挺，脊柱呈凹拱形。试把这个动作做得连贯不断，一气呵成（图10和图11）。
- 一边保持两掌放在地板上，一边慢慢呼气，把右脚放在左脚旁边。低下头，伸直双膝（图12）。
- 一边吸气，一边慢慢抬高你的身躯，两臂和背部向后弯，如图13所示。

第一篇 瑜伽姿势和技法（呼吸、姿势和洁净）

- 一边呼气，一边回复到开始的姿势，两掌在胸前合十（图14）。

变体做法

身体非常僵硬不灵、体重逾常或两臂力弱的人们会感到做向太阳致敬式中某些动作有困难，则可以采用下边的变体做法。

不要像图2那样猛烈地向后弯，而是像在图2a那样轻微地向后弯（这一点也适于图13——改为图13a那样即可）。

当你像图3那样向前弯并用两掌触及地板时，你可以像图3a那样稍微弯曲一下双膝（这点也适于图12——改为图12a即可）。

当你从抬臀姿势（见图6）转为像眼镜蛇那样的姿势（见图8）时，首先两膝跪地（见图7a），然后弯曲双肘，朝地板放低胸膛（见图7b）。

注意：这么一来，一个人做这变体做法就要以图2a取代图2，图3a取代图3，图7a和图7b取代图7，图12a取代图12，以及用图13a取代图13。

保健效益

向太阳致敬式的奇妙益处极多，实在不能全部列出。这些益处中，有一些是来自这个练习的某些特定环节，而由这个练习整体所产生的益处就更多了。这个练习作为一个整体对身体各个不同系统产生良好影响，如消化系统、循环系统、呼吸系统、内分泌系统、神经系统、肌肉系统等等。向太阳致敬式不仅仅对以上每一个系统特别的有益，而且有助于使各系统互相达致和谐状态。对人体各主要系统以及对人体整体的这些有利影响显然带来的结果是：健康、活力充沛以及一个更为警醒、清晰的心境。

由于这个练习给人体——包括大脑——充氧，从而有助于使人从睡意沉沉或懒散慵倦的状态中清醒过来，由于它能放松体态，又能使人振奋，所以它就是每回练习中最好的起始姿势（但也有些人喜欢先做几个强度稍次的放松练习）。

警告

不要过于用力而劳累。当人体内毒素过多，就可能产生略似发烧的状态。在这种状态中，人就不应练向太阳致敬式，而应练其他姿势来促进逐步排除毒素的过程。当排除了多余的毒素之后，就可以再练向太阳致敬式了。

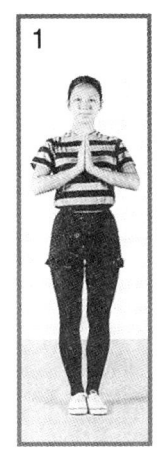

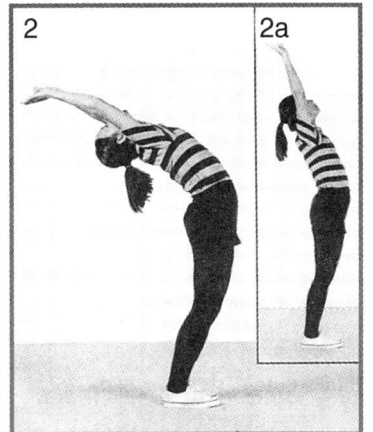

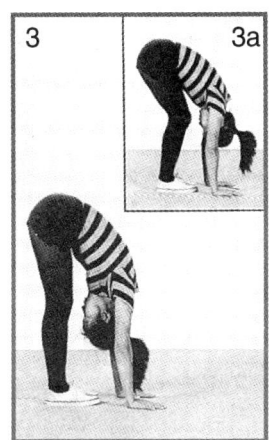

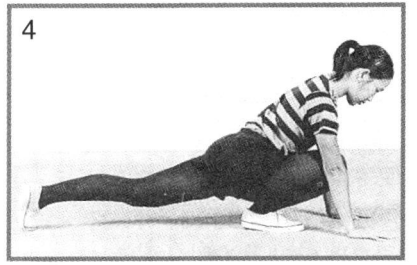

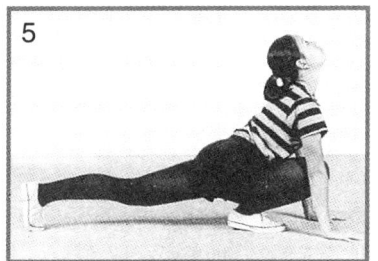

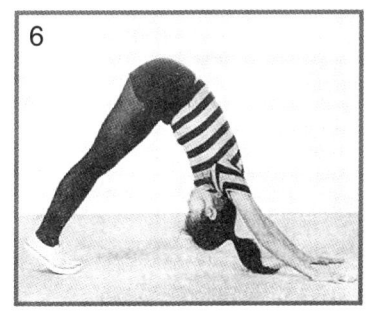

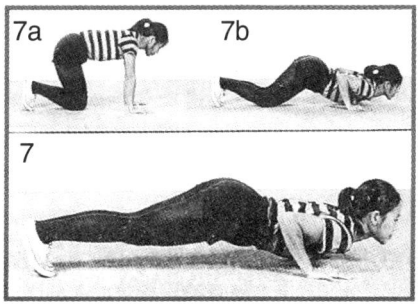

第一篇　瑜伽姿势和技法（呼吸、姿势和洁净）

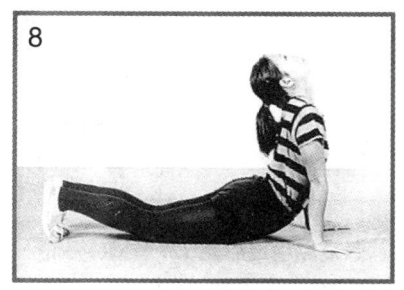

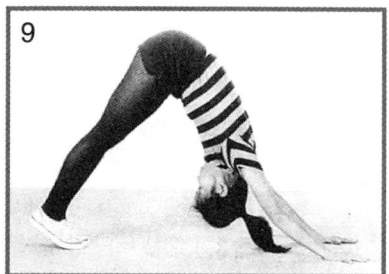

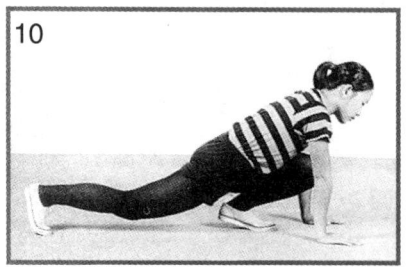

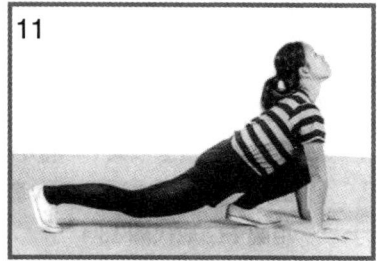

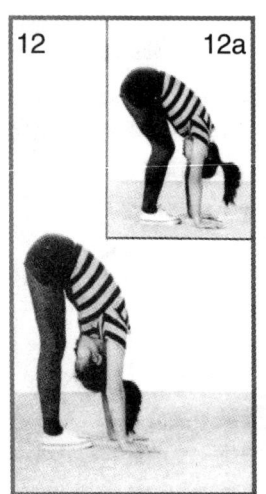

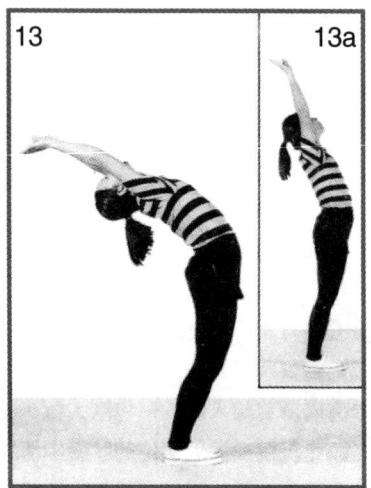

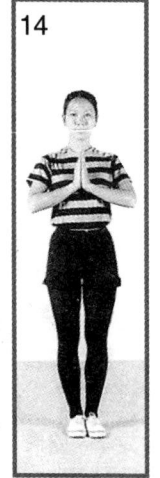

瑜伽——气功与冥想（精选版）

62

第四节　扭转姿势

下半身摇动式（The Lower Body Rock）

功法

- 仰卧，两腿伸直。
- 屈膝收腿，两大腿尽量收近胸部。
- 十指相交，放在头部后边（图1）。
- 一边保持两肘平贴地上，一边让你的身体向左右两侧摇动，即从一侧向另一侧摇动（图2和图3）。
- 至少做12次完全的摇动动作。

保健效益

这个练习对背部和肩膀有很好的按摩效果。它还增强血液循环和补养、加强大腿与腹部脏器。

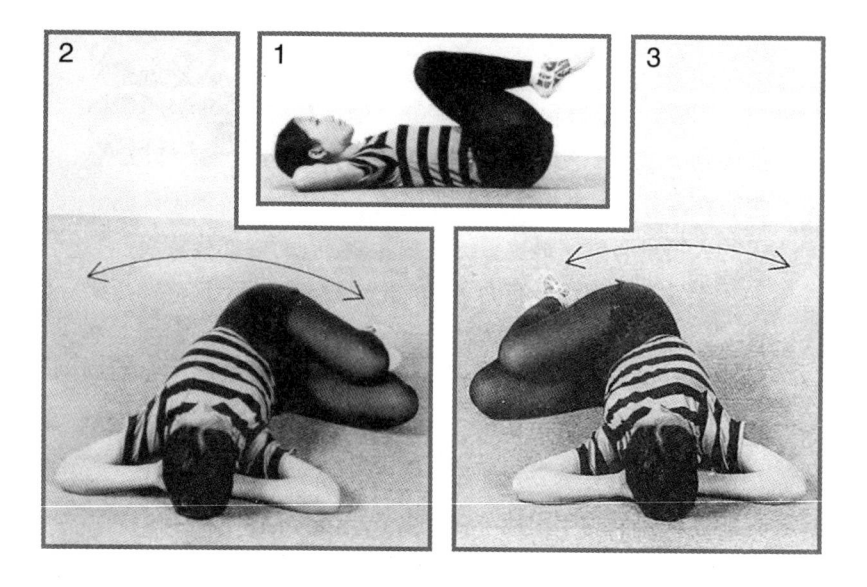

瑜伽——气功与冥想（精选版）

第一篇　瑜伽姿势和技法（呼吸、姿势和洁净）

简化脊柱扭动式（Meru Wakrasana）

功法
- 坐着，两腿向前伸直。
- 两手平放地上，略微在臀部的后方，两手手指向外（图1）。
- 把你的左手移过两腿，然后把它放在你的右手之前（图2）。
- 把你的左脚放置在右膝的外侧，并把右手掌进一步伸向背后（图3）。
- 吸气，尽量把你的头转向右方，从而扭动脊柱（图4）。
- 蓄气不呼，保持这个姿势若干秒钟。
- 呼气，把躯干转回原位。这是一次扭动。
- 每边做6次扭动动作。

保健效益
不能做完全的脊柱扭动式的人们会从这个姿势得到相似的好处，虽然程度稍逊一点。它伸展脊柱，有助于消除较轻的背痛。

警告
有高血压、心脏或循环问题的话，请别屏气。

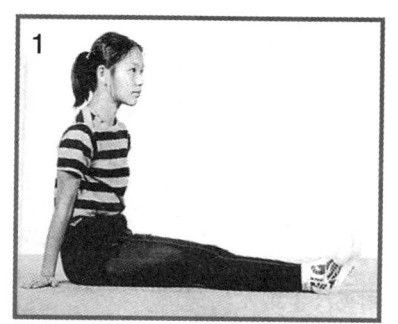

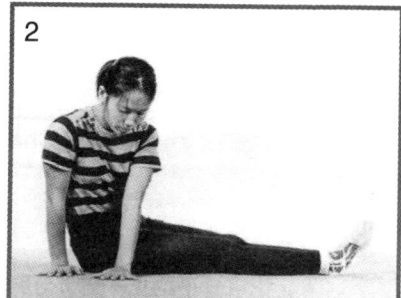

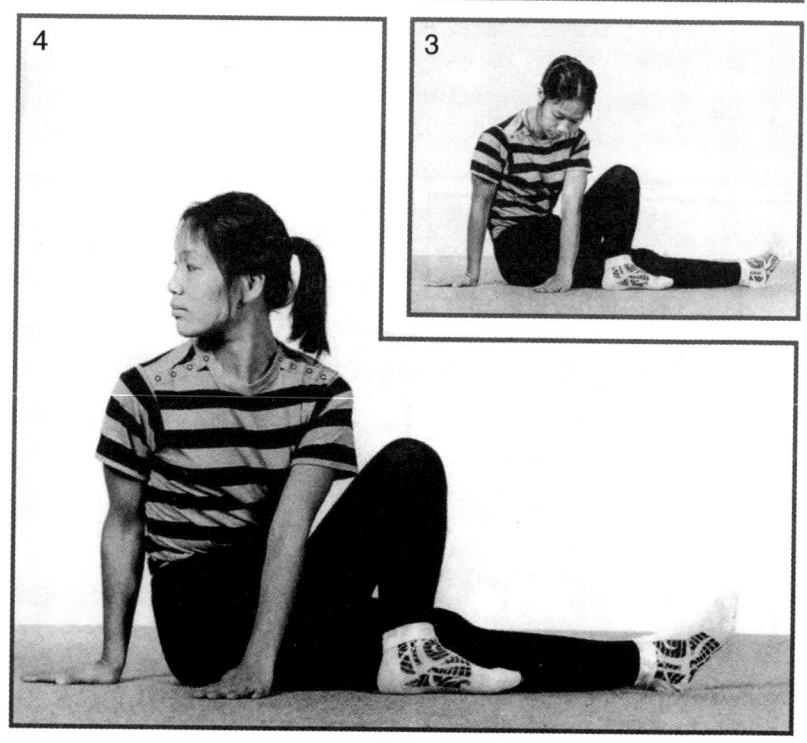

第一篇 瑜伽姿势和技法（呼吸、姿势和洁净）

半脊柱扭动式（Ardha Matsyendrasana）

功法
- 开始时挺身坐着，两腿向前伸直。
- 弯曲右腿，把右脚放在左大腿的基部（图1）。
- 呼气，将上身躯干转向左边，将左臂尽量收向背部。
- 将右手向前伸，抓住左脚（图2）。
- 试保持左腿伸直，稳固地放在地上。
- 将头转向右方，两眼向右肩之外注视（图3）。
- 正常地呼吸，保持这个姿势10~20秒钟。
- 放开左脚，回复到起始的坐姿。
- 左右交换，重做此式。

保健效益

这个姿势使脊柱更加柔韧，防止背痛和腰部风湿痛，消除髋部关节的疼痛。颈项肌肉得到伸展和加强，肩关节放松，肩膀运动变得更为自如方便。腹部各脏器得到补养加强，消化功能有了改进，经常练习这个姿势会防止前列腺和膀胱过分增大。

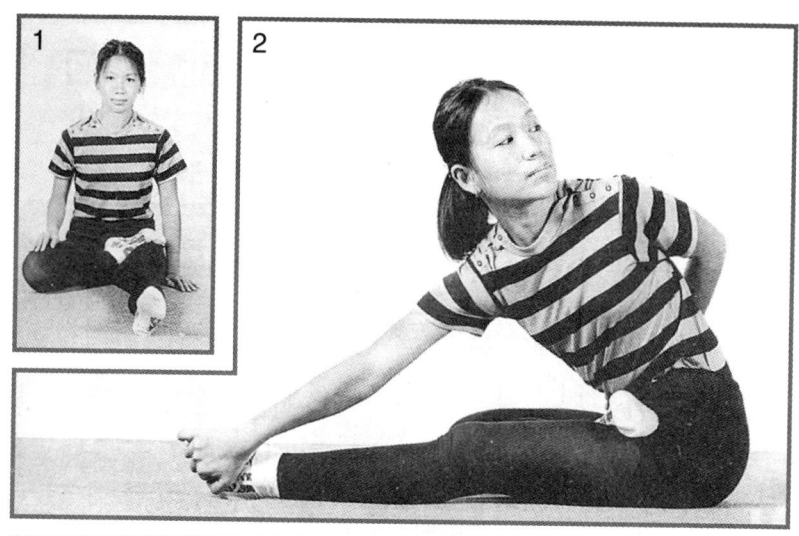

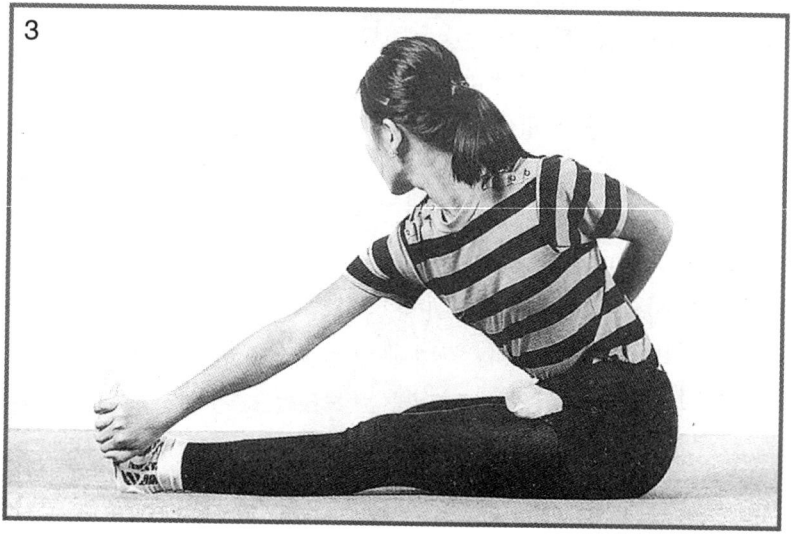

瑜伽——气功与冥想（精选版）

第一篇　瑜伽姿势和技法（呼吸、姿势和洁净）

脊柱扭动式（Matsyendrasana）

这是作者最爱好的姿势之一。这姿势看去似乎很难，实际上并非如此。

功法
- 开始时，挺直身子坐着，两腿前伸（图1）。
- 将左边小腿收向内，让左脚底挨近右边大腿的内侧（图2）。
- 然后将右膝收到离右肩6~12英寸（1英寸=2.54厘米）的地方——右脚要保持平放在地板上（图3）。
- 将右脚移过左膝之外，如有必要，可用双手帮助提起右脚（以便让你的右脚稳妥地放在左膝或左大腿下半节外侧，图4）。
- 举起左臂，把它放在右膝的外侧。
- 然后伸直你的左臂，抓着右脚或右脚踝（图5）。
- 现在向前伸出右手，高与眼齐，两眼注视指尖（图6）。
- 右臂保持伸直，慢慢转向右方。
- 在右手尽量向右方转时，要继续注视指尖。
- 在这样做的过程中，你的颈项、两肩、脊骨等等就会自然而然地转向右方（图7）。

69

- 当你的右手尽可能舒适地放到最右的地方时,就把它放下来,把手背放在左腰上(或最接近左腰的地方)(图8)。
- 做深长而舒适的呼吸,保持这个姿势由1数至10之久。
- 将右手举回与眼等高的水平,两肘保持伸直,把右手慢慢抽回躯干前边。
- 用完全相反的程序恢复原态。
- 稍稍休息之后,用身体的另一边做同样的练习。
- 这个练习左、右每边各做2次。

保健效益

这个姿势对脊神经和整个神经系统都有极好的效果。它使脊柱周围的肌肉全都受到挤压,这就对于从脊髓分支出去遍布全身各部的三十二对神经都起了刺激、兴奋的作用。它还放松各节脊椎,使背部肌肉群更富有弹性,从而预防背痛和腰部风湿病的发生。

各个内脏也从这个姿势获得大益。肝和脾得到强壮,两肾受到按摩,腹部内脏也受到挤揉。促进肠脏的自然蠕动作用。这些因素结合起来就产生了胃口、消化和排泄都好转的效果(有助于防止和治愈便秘)。脊柱扭动式还附带调整肾上腺的分泌,并有助于消除肌肉性风湿症。胰脏活动增强了,这有助于医治糖尿病。

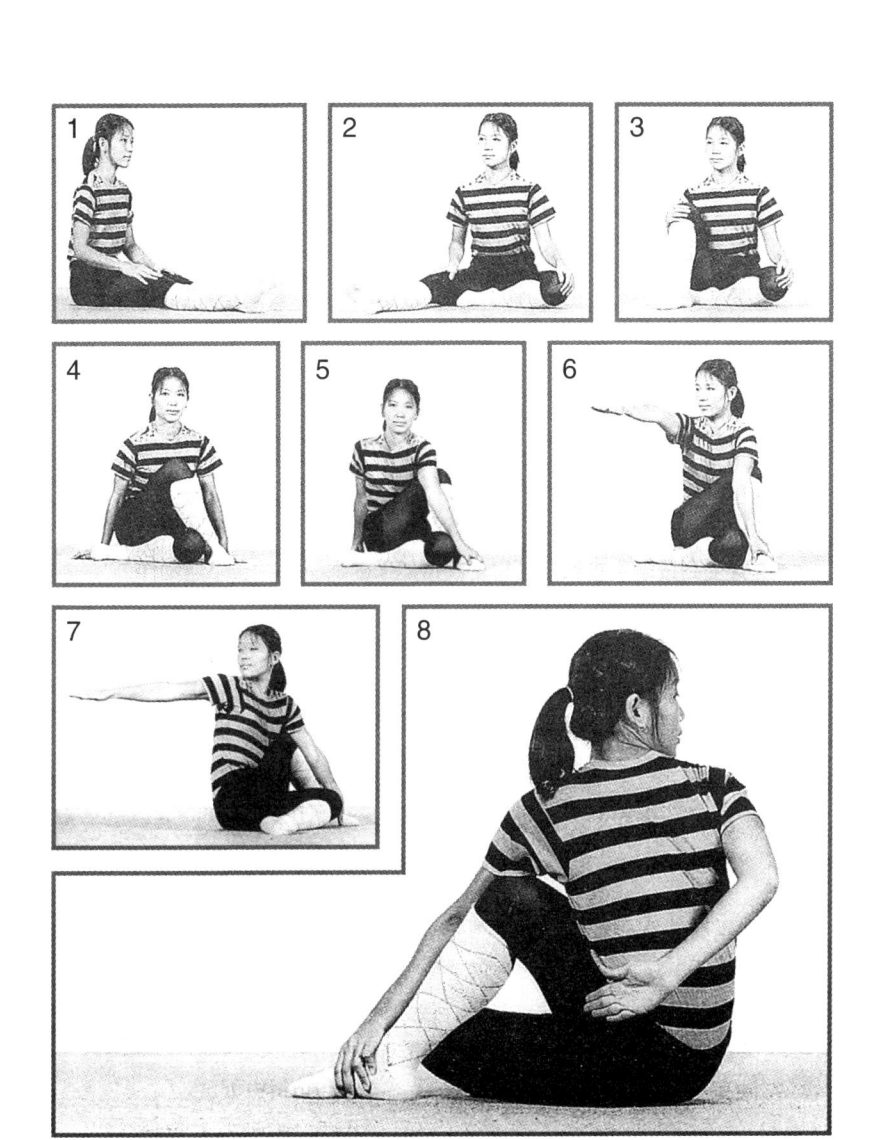

第一篇 瑜伽姿势和技法（呼吸、姿势和洁净）

腰躯转动式（Kati Chakrasana II）

功法

- 挺直身子站立，以感到舒适为限度，宽阔地分开两腿。
- 两臂从两侧举起，与地面平行，伸展两臂（图1）。
- 将你的躯体转向右方（图2）。
- 把左手放在右肩膀之上，并将右臂放到上身躯干后方。
- 一边保持这个姿势，一边进步轻柔地把脊柱转向右方（图3）。
- 然后，在另一方（左方）重复这个练习（图4和图5）。
- 在做这个姿势时自始至终都要正常地呼吸。
- 每边做4~6次。

保健效益

这个练习放松脊柱和背部肌肉群，防止和矫正各种姿势、体态的不正。它还消除腰部和髋关节的僵硬强直。

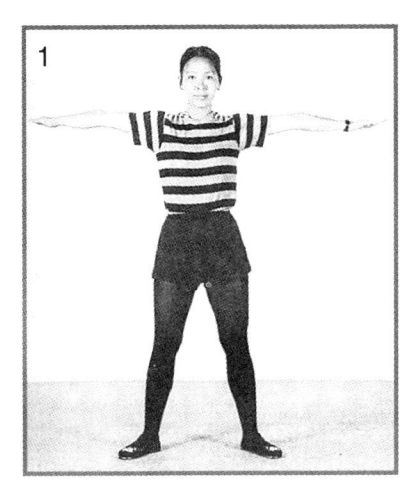

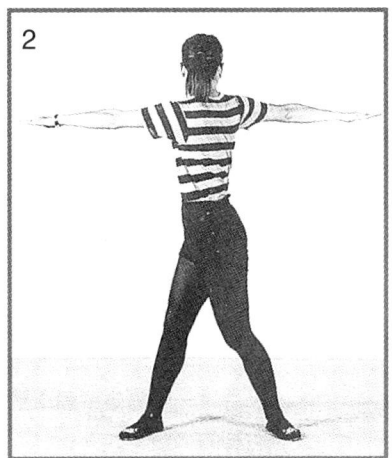

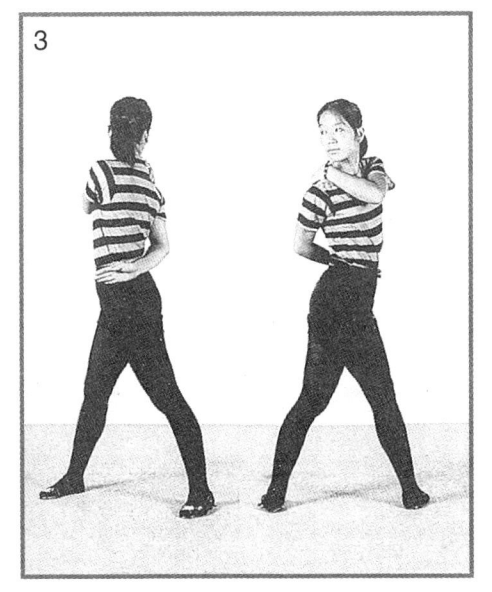

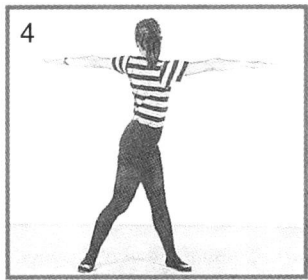

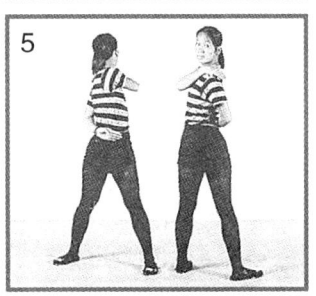

第一篇 瑜伽姿势和技法（呼吸、姿势和洁净）

第五节　前弯姿势

单腿交换伸展式（Janu Sirshasana）

功法

- 做出起始式，两腿向前伸出（图1）。
- 微微向前弯曲，两手刚刚放在右膝盖以下。
- 先用右腿本身力量，再用两臂肌肉力量把右脚收到腹股沟部位，让它安稳地紧靠着左边大腿上段的内侧（图2）。
- 两臂向前伸，两手并拢，与眼睛同一高度。
- 慢慢吸气，两手上升高过头部，向后靠约数英寸（图3）。
- 慢慢呼气，向前弯身（注意：弯身动作应先从下背部开始，然后逐渐及于脊柱上方），用两手抓着左腿，尽量抓得靠近脚的位置，但绝不应勉强扳动或牵扯。
- 把躯干慢慢拉近腿部，方法是轻柔而坚定地向下拉，并将两肘向外弯曲（图4）。
- 放松颈部肌肉，让颈项向下垂。闭目，把注意力集中在两眉之间的中点上。

第一篇　瑜伽姿势和技法（呼吸、姿势和洁净）

- 保持这个姿势 10 秒钟，如果你愿意，还可以更长点。
- 当你把这个练习做得很熟练以后，你的头部就能靠落在双膝之上，于是，在练这单腿交换伸展式时你会更愿意抓住脚部，而不是抓住小腿或脚踝了。图 5 表示的是这个姿势的高级做法。
- 从这个姿势回复常态的办法是伸直双臂，吸气，慢慢抬高躯干，让你再次挺直身子坐着，右脚紧靠左大腿，如图 2 所示。
- 将右脚沿左腿滑动出去，把它放直，以便回复到起始姿势。
- 休息 20 秒，然后用右腿重复同样的练习。
- 每条腿可以做两次这个单腿交换伸展式。

保健效益

这个姿势的益处和双腿背部伸展式相似。这个姿势在做得正确时，背部就感到获得伸展和放松，腘旁腱的肌肉也得到伸展，髋关节放松，一股增大了的血流流向背部，滋养脊柱神经。

这单腿交换伸展式有助于消除腰围线上的脂肪。它强壮肝脏和脾脏，使双肾、胰脏和肾上腺活动旺盛，并减少或消除胃气胀和其他胃肠问题。它具有促进正常的消化与排泄作用。

单腿交换伸展式也向骨盆区域供应健康的血液，从而增强生殖器官的健康，并根除多种女性性功能失调的毛病。

瑜伽——气功与冥想（精选版）

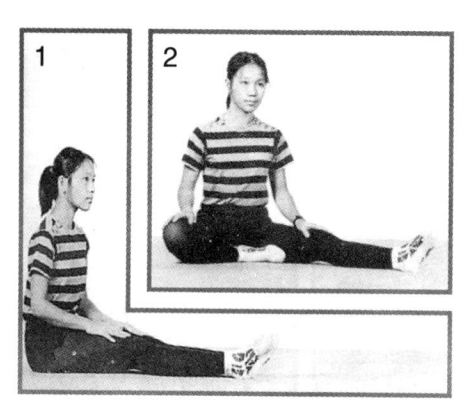

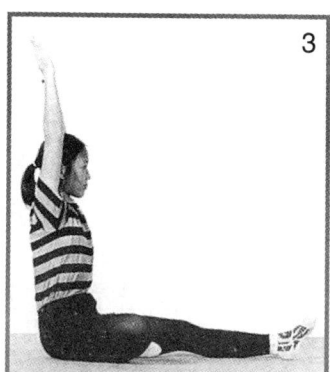

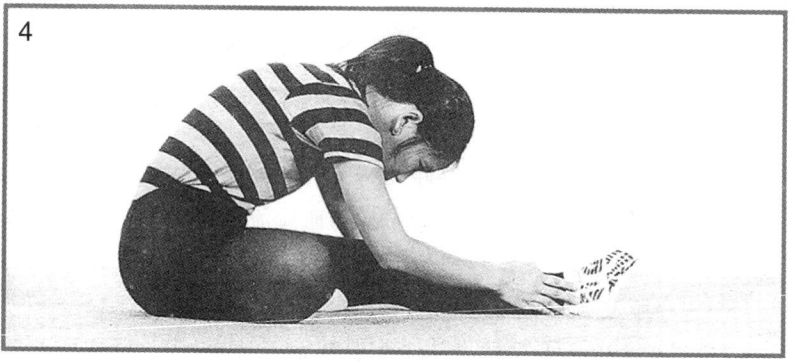

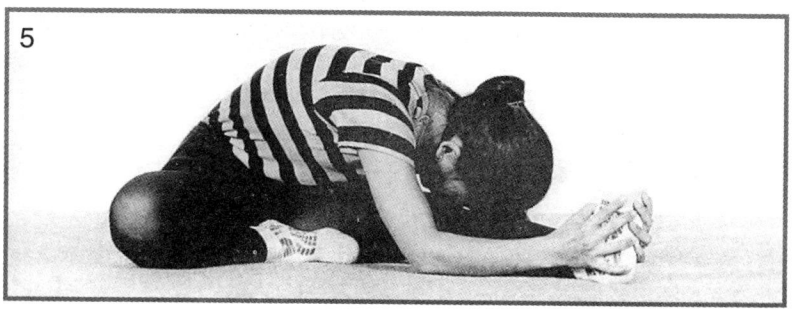

第一篇　瑜伽姿势和技法（呼吸、姿势和洁净）

双腿背部伸展式＊（Paschimottanasana）

＊应能舒适练习单腿交换伸展式之后，才开始做此式。

功法

- 挺直上身坐着，但应放松，两腿向前伸。两腿及两脚并拢，两手掌心应舒适地放在大腿的下半部上，两肘略向外弯（图1）。
- 开始先向前平伸双臂。两手并拢，两肩向后收（图2）。
- 慢慢吸气，将双臂高举过头部，向后方靠约数英寸，如图3所示。
- 这个姿势有助于充分伸展脊柱，并使你易于从下背部而不是上背部开始做向前弯身的运动。
- 保持双臂高于头部，慢慢向前弯，一边这样做，一边呼气。
- 在向前弯时，尽量长久地保持你的脊骨伸直，当必要时可以先从脊骨底部弯起。
- 当你尽可能舒适地向前弯下来时，两手抓着你的小腿，只要不引起不舒服的感觉，抓得尽量远些（图4）。

- 抓得多远是无关紧要的。重要的是：要抓到个人感到舒适的那个点，就不需再向前了。
- 现在，将两肘向外和向下弯，用这个办法将你的躯干拉近你的双腿，再次注意，拉的程度以感到舒适为限。在做瑜伽姿势锻炼时千万不要用力扳动或牵扯！
- 低下头部，使它尽量接近你的双膝，让它柔软地下垂（图5）。
- 闭上双眼，将注意力集中在两眉之间的一点上。
- 放松，保持这个姿势，并数1~10。
- 开始学练时，你的头很可能无法触及双膝，手肘也可能无法触地（除非你躯体已颇为柔软），没关系，慢慢小心轻巧地伸展即可（图6）。
- 慢慢吸气，伸直你的双臂，逐渐抬高你的躯干，直到再次挺直身子坐着，如图1所示。
- 放松20秒钟，再做此式2次。

保健效益

这双腿背部伸展式使整个背部得到伸展、强壮，从而恢复精力、充满朝气。它增进脊柱的力气和弹性，它使肩膀、双臂、腘旁腱和两腿的肌肉群得到伸展，使两大腿和腹部都结实起来。腹部脏器受到挤压、收缩，消除懒散不振状态，从而改进消化与排泄。双腿背部伸展式对胃、肝、肾、脾和肠子等有额外益处。印度的医生长期以来都把它推荐为医治痔疮、便秘以至肾脏和肝脏功能失调毛病的方子。

第一篇 瑜伽姿势和技法（呼吸、姿势和洁净）

双腿背部伸展式也改善血液循环，使心脏得到按摩，有助于调整脑下腺（垂体）。它向骨盆区域输送额外的充氧血液，从而使子宫、膀胱和前列腺充满活力。生殖腺也受到滋养，根据古代瑜伽师的说法，这就会治好阳痿，导致增强性的控制能力。

警告

如有背部问题，在练此式之前应先咨询医生。不要大力或强迫身体下压，否则有可能会拉伤腿后肌群或导致严重的背部受伤（如椎间盘突出）。

瑜伽——气功与冥想(精选版)

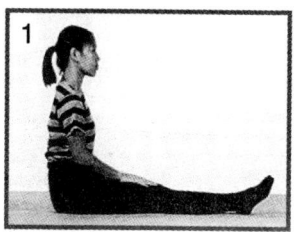

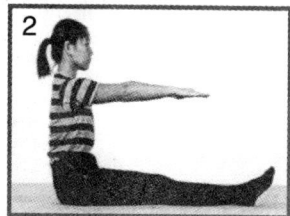

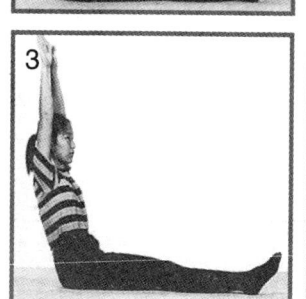

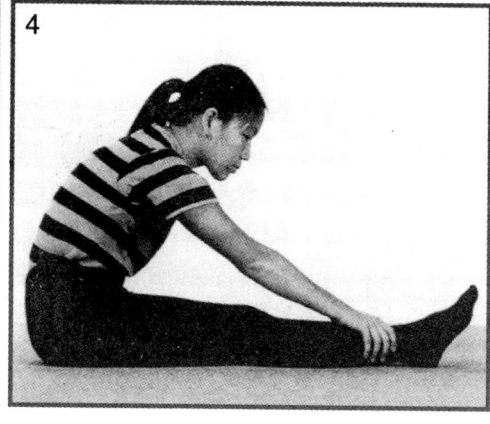

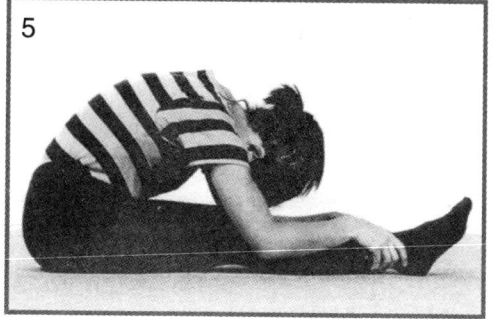

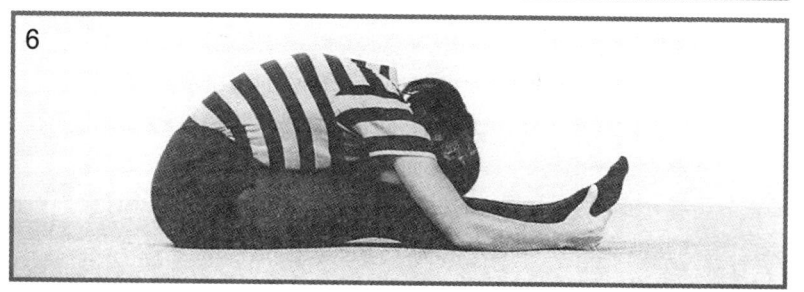

第一篇 瑜伽姿势和技法（呼吸、姿势和洁净）

蝴蝶式练习（The Butterfly Exercise）

功法
- 坐着，两脚脚底互相合拢，在整个练习过程中都要两手相合，抱着脚趾尖以保持两脚合拢。逐步收合两脚脚跟，尽可能移近两腿分叉处（图1）。
- 身体向前倾，同时用两肘将双膝压向地面上（图2）。
- 保持这个姿势30秒到1分钟之久。

可替代的做法：
- 把两手放在两膝上。
- 将两膝压向地面，让两膝再抬起来（图3和图4）。
- 至少重复12次。

保健效益

这是做束角式之前的一个极好的预备练习。它对骨盆有益，还促进血液流入背部和腹部。它有助于消除泌尿功能失调和坐骨神经痛，有助于预防疝气，纠正月经周期不规则现象，如果在怀孕期经常练习此式，分娩可能会更为容易顺利，痛苦也更少。

警告

小心不要让肌肉过于用力而疲累。循序渐进地伸展这些肌肉。

瑜伽——气功与冥想（精选版）

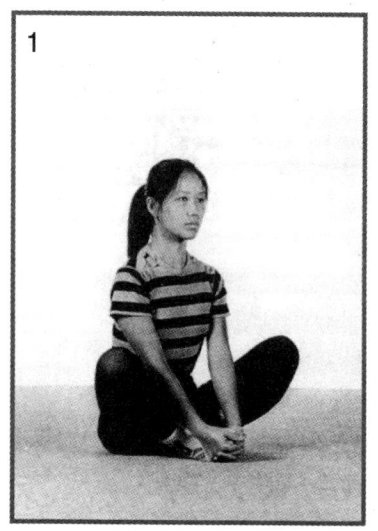

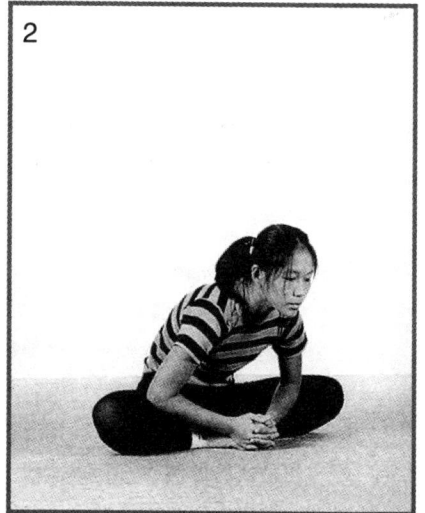

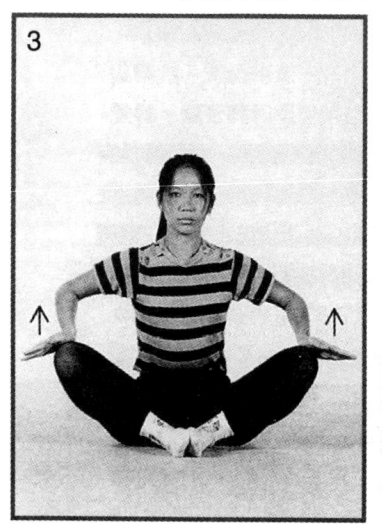

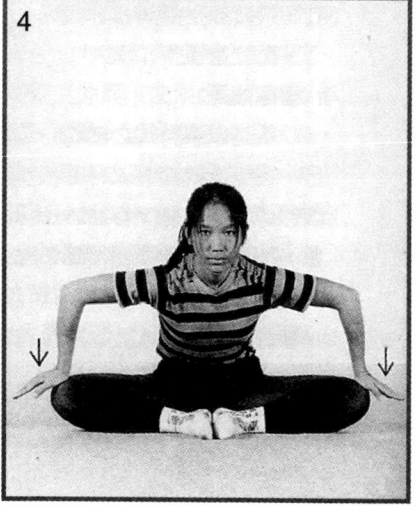

1

2

3

4

第一篇　瑜伽姿势和技法（呼吸、姿势和洁净）

束角式（Baddha Konasana）

许多习瑜伽者总是先做这个姿势，然后才做冥想坐姿。因为这个姿势伸展和放松两大腿内侧的各条肌肉和腱带，所以就使这样的冥想坐姿较为容易做。

功法
- 开始时，坐在地板上，两腿向前伸直（图1）。
- 弯曲双膝，把两脚的脚跟和脚掌贴合在一起。
- 用手抓住两脚脚趾，以舒适为限，把它们拉近你的会阴。
- 你的两膝和两脚的外侧都应该接触地面。
- 两手相握，紧握两脚，伸直脊柱（图2）。
- 以舒适为限，长久地保持这个姿势。
- 然后呼气，把两肘按落在两大腿上，向前弯身直到你的头部靠落在地板上（图3）。
- 随着你的身体变得更富于弹性，你就逐渐能够做到把头部（图3）、鼻子（图4）、然后把下巴都放到地面上去（图5）。
- 正常地呼吸，保持这个姿势30~60秒钟之久。
- 然后吸气，回复到挺身坐着的姿势（图2）。

- 放开双脚，伸直两腿，休息。

保健效益

对于孕妇和患有泌尿障碍毛病的人们来说，这是一个极好的练习。如果孕妇每天都练习这个姿势，在分娩时可能会大大减少痛苦的体会。这个姿势也有助于防止静脉曲张的形成，对男性和女性生殖系统都很有益。它帮助纠正月经周期不规则，并帮助卵巢正常地发挥功能。

束角式额外地增加对于下背部、腹部和骨盆的血液流通。它有助于消除睾丸的疼痛，并促进膀胱、前列腺和双肾的健康。对于消除坐骨神经痛和防止疝气，它是非常有益处的。

警告

不要把头部、鼻子或下巴触地作为目标。强迫身体做到这一点的话，会导致背部或腹股沟受伤。

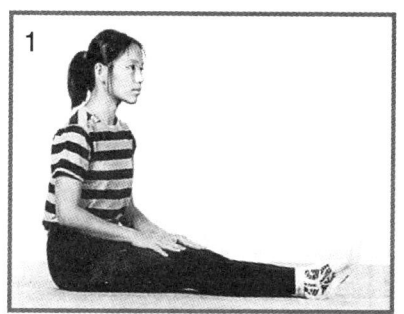

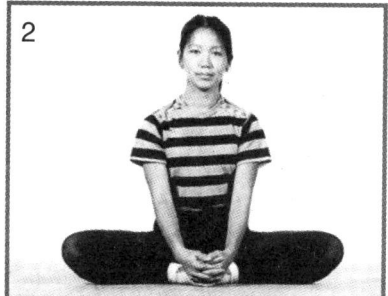

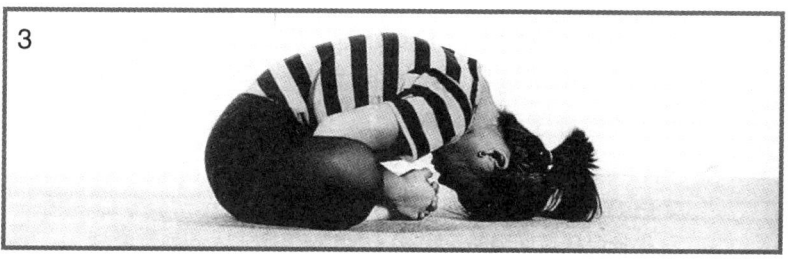

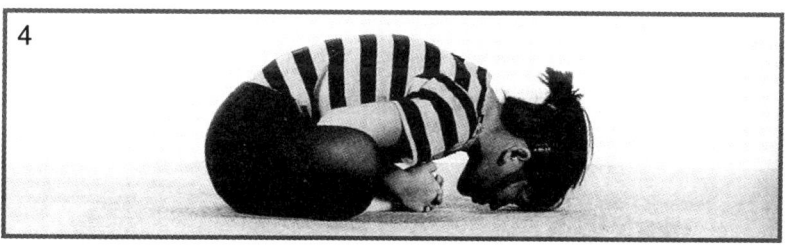

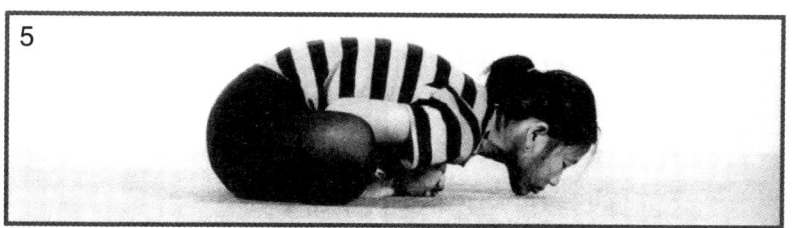

第一篇　瑜伽姿势和技法（呼吸、姿势和洁净）

坐角式（Upavistha Konasana）

功法

- 坐在地上，两腿向前伸直（图1）。
- 在不感到勉强的情况下，尽量宽阔地张开两腿。
- 在整个练习过程中，要保持两腿伸直，大腿背面和小腿的腿肚子平贴地面。
- 用两手大拇指和食指分别逮住两个大脚趾。
- 尽量伸直脊柱，将两肋的肋骨张阔、挺起。
- 两眼向上看，一边做深呼吸，一边保持这个姿势5~15秒钟之久（图2）。
- 呼气，向前弯身，如果可以，就把前额放在地板上（图3）。
- 如果有可能的话，翘起颈项。把下巴放落在地板上（图4）。
- 然后，把两手放下来抓住两脚脚底（或脚踝），试把胸膛放落在地板上（图5）。
- 正常而有规律地呼吸，保持这个姿势若干秒钟。
- 吸气，用两掌按地面以便将胸膛抬离地面。
- 休息几秒钟。
- 然后用两手抓住左脚，呼气，把下巴放落在左膝上（图6）。

第一篇　瑜伽姿势和技法（呼吸、姿势和洁净）

- 吸气，抬起上身躯干，改换右腿来做同样练习。
- 回复到起始姿势（见图1），放松休息。

保健效益

　　这个姿势促进骨盆区域的血液循环。它有助于预防疝气发作，甚至还能帮助治愈不太严重的疝气发作症。它伸展腘旁腱，放松髋部，有助于减轻坐骨神经痛。它有助于调整月经，使之规律化，并刺激、旺盛卵巢的功能。

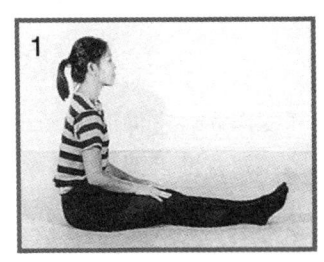

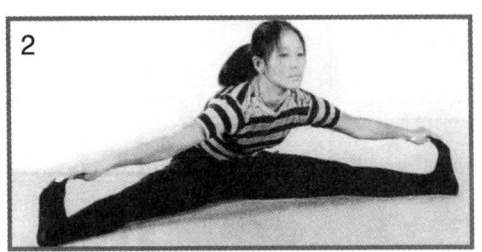

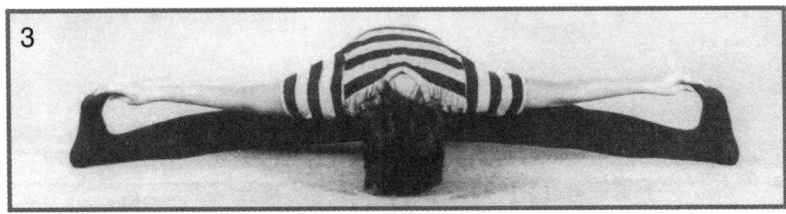

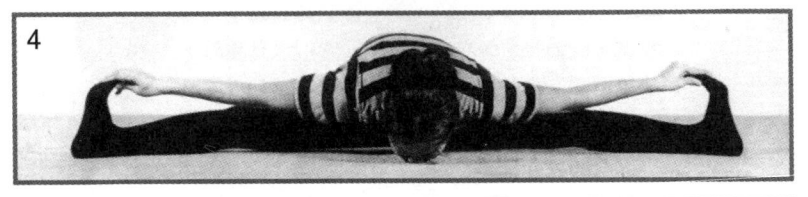

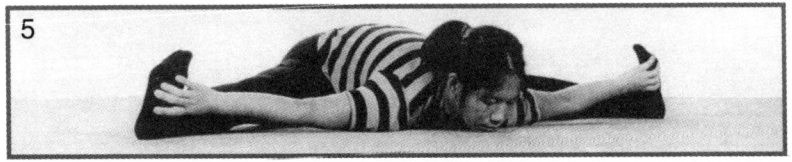

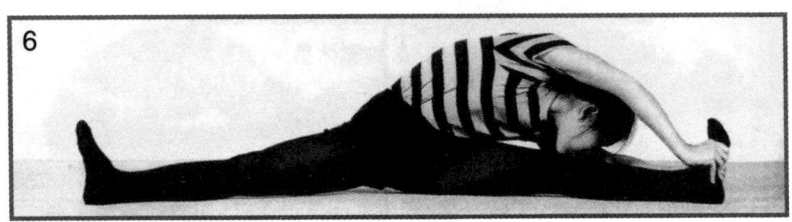

瑜伽——气功与冥想（精选版）

1

2

3

4

5

6

第一篇 瑜伽姿势和技法（呼吸、姿势和洁净）

叩首式（Pranamasana）

功法

- 跪坐，臀部放在两脚脚跟上，两手放在两大腿上，脊柱伸直。
- 两手滑动到小腿腿肚包那里，抓着腿肚包（图1）。
- 呼气，上身向前弯曲，把前额放在地板上（图2）。
- 抬起臀部，让你的头顶落地，两腿垂直地面（图3）。
- 正常地呼吸，保持10~15秒钟。
- 回复到原来的跪坐姿势。
- 重复10次。

保健效益

这个姿势帮助人们做好准备去练肢体倒转的姿势。

警告

患有颈部问题、眩晕病或是高血压等心脏或循环问题的人们不应做这个姿势。

瑜伽——气功与冥想（精选版）

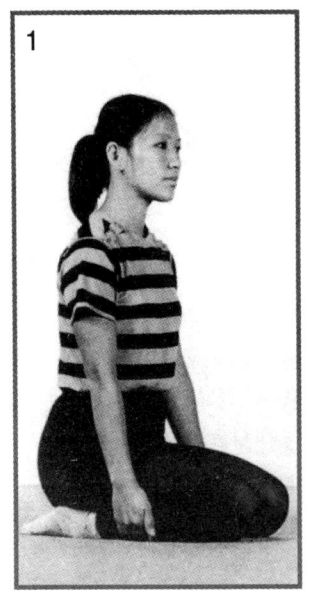

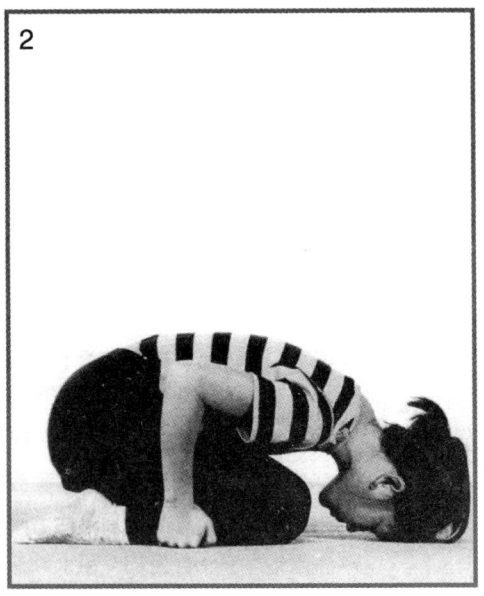

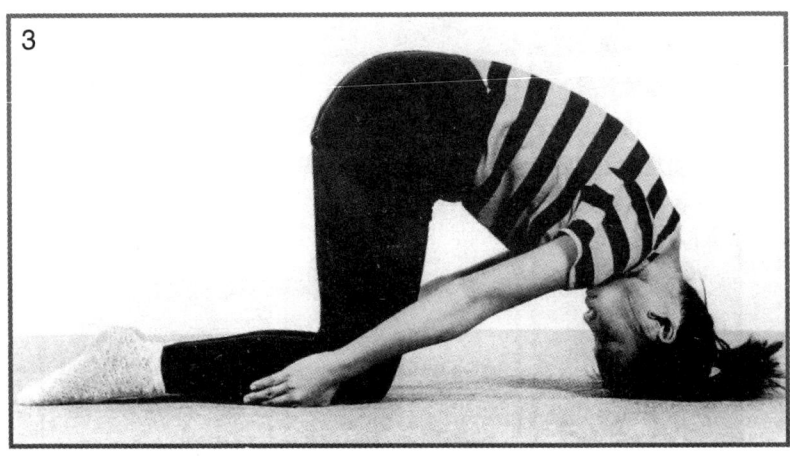

第一篇　瑜伽姿势和技法（呼吸、姿势和洁净）

叭喇狗式（Prasarita Padottanasa）

功法
- 先从基本站立式开始做这个姿势。
- 深深吸气，两手叉腰，两腿大大分开。
- 头和肩膀向后方仰起，做两次正常的呼吸（图1）。
- 然后呼气，躯干前弯直至双掌放在地面上。
- 如果你在两脚之间画一直线，双掌应放在这条线上（图2）。
- 现在吸气，将背部翘拱，抬起头来（图3）。
- 呼气，一边保持你的躯体重量放在两腿上，弯曲双肘，可以的话，把头顶放在地面上（图4）。
- 你的头、双掌和双脚应形成一条直线。
- 保持这个姿势30秒钟。
- 然后吸气，伸直双肘，将头举离地面。背部应翘拱起来，头抬起（图3）。
- 呼气，两手叉腰，将上身举至正常伸直位置，头和双肩略后倾（图1）。
- 然后，回复到基本站立式上来。

高级变体

　　这个姿势更高级的做法可以这样做：两手叉腰而不是放在地板上（图5）。你也可以让双掌在背后合十（图6）。

91

保健效益

对于做倒立姿势有困难的人们来说，叭喇狗式是个好姿势。从这个姿势可以得到和其他倒立姿势相同的许多益处，只是程度较逊。虽然它也像其他倒立姿势那样不应该在饭后立即就做，但它改善人消化食物的能力。这叭喇狗式还增加对上身躯体和头部区域的血流供应，伸展骨盆部位、腘旁腱和两腿肌肉群。

警告

在不使身体过于勉强用力的情况下，尽可能地前弯。有眩晕症或是高血压等心脏或循环问题者，练习此式之前应先咨询医生。

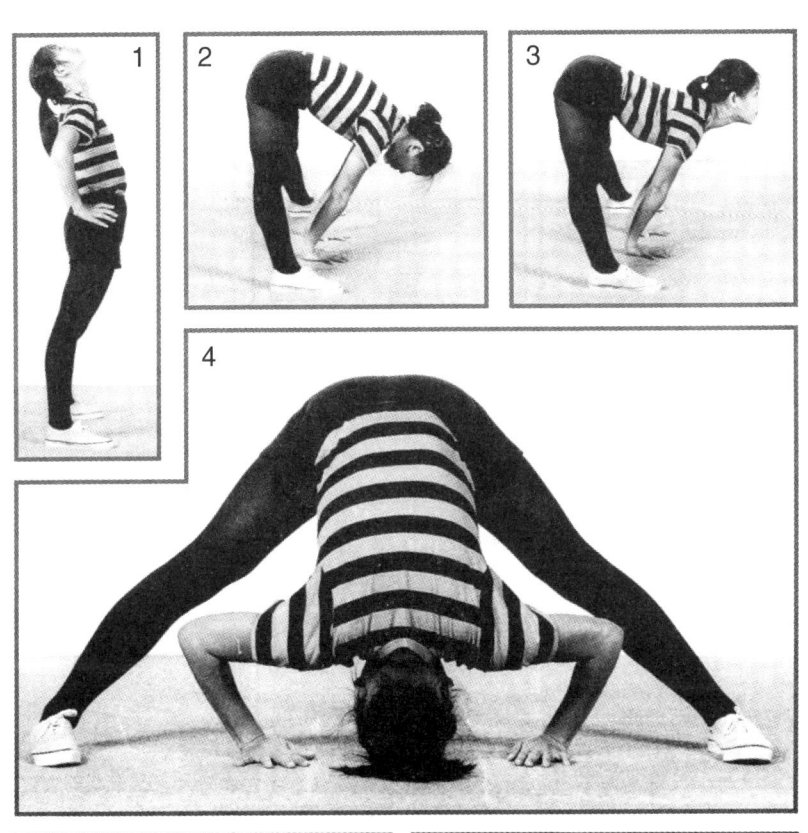

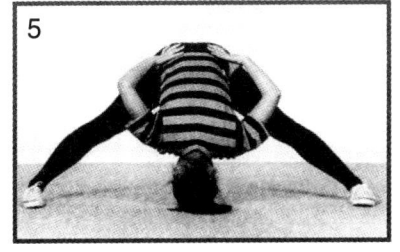

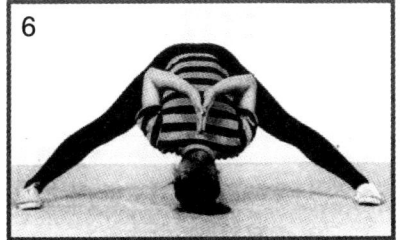

第一篇 瑜伽姿势和技法（呼吸、姿势和洁净）

双角式（Dwi Konasana）

功法

- 挺身直立，两脚微微分开，两手垂于体侧。
- 吸气，两手臂放在下背部，十指相交（图1）。
- 呼气，上身自胯部起向前弯，以舒适为限，把两臂向头的上方和后方伸展。
- 一边保持这个姿势，一边垂下头（图2）。
- 保持这个姿势20秒钟或更久一点。
- 渐渐回复到基本站立式。
- 重复3~5次。

变体

- 当你做到了最后一步时（图2），你可以不让头下垂，而是抬头向上望（图3）。垂头和抬头交替着做对颈部的肌肉是极好的锻炼。

保健效益

这姿势伸展两腿腿肚子、腘旁腱和手臂的肌肉，补养和增强上背部和肩膀的肌肉群。它也有助于发展颈项和胸部。

完成本姿势最后一次重复动作之后，就两眼几乎全闭地站着，把全身随意地放松15~30秒钟。这时候，你

第一篇 瑜伽姿势和技法（呼吸、姿势和洁净）

应该感到有一股令人舒服、畅快而激动的能量从头顶到脚底传遍你的全身。这对整个神经系统都有一种镇静的作用。

警告

有眩晕病或是高血压等心脏或循环问题者，在练习此式之前请咨询医生。

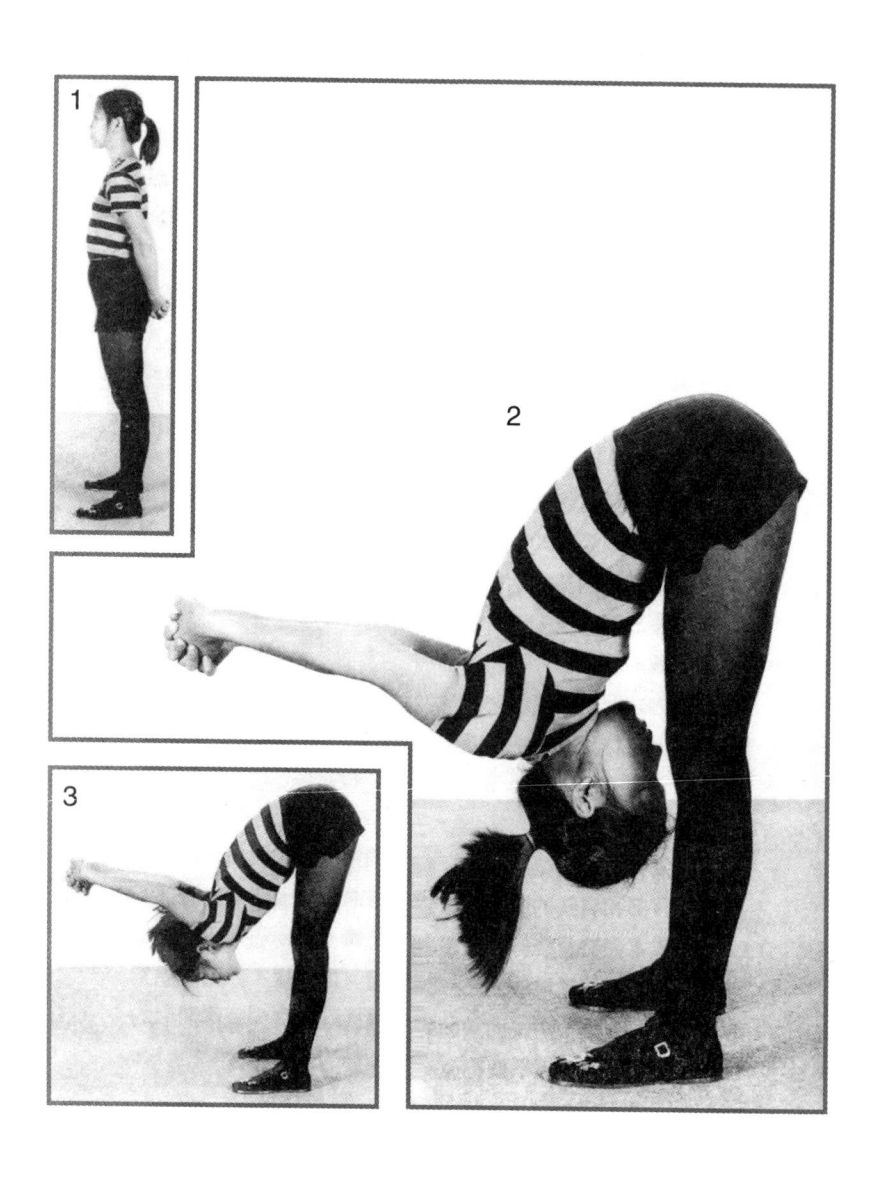

瑜伽——气功与冥想（精选版）

第一篇　瑜伽姿势和技法（呼吸、姿势和洁净）

增延脊柱伸展式（Uttanasana）

功法
- 开始时先做基本站立式（图1）。
- 两膝保持伸直不屈，呼气，向前弯身，先把两手手指放在两脚旁的地面，然后双掌掌心也贴地（图2）。
- 尽量把头抬高，伸展脊柱，用脚趾向前移动少许以便让两髋稍微向前，使两腿与地面垂直（图3）。
- 保持这个姿势大约做完两次深呼吸之久。
- 然后呼气，放低躯体直至你的头靠着双膝以下的小腿前面（图4）。
- 一边深呼吸，一边保持这个姿势30~60秒钟。
- 然后吸气，双掌始终贴地不动，抬起头（图3）。
- 深呼吸两次，吸气，慢慢回复到基本站立式（图1）。

保健效益

　　增延脊柱伸展式增强人体的弹性。腘旁腱得到放松，脊柱得以伸展，脊柱神经得到补养、加强。向前弯有助于强壮双肾、肝脏和脾脏。它有助于减少月经期间下腹与骨盆部位的疼痛。因而对妇女有用。这个姿势还使心率慢下来。它对患抑郁沮丧或过分激动的人，是一个极好的姿势。

警告

可能要花一些时间，你的身体才能够变得足够柔韧，以便能够很好地做到这些及其他一些姿势。在不使身体过于勉强用力的情况下，尽可能地前弯。在整个过程中都可弯膝来降低难度。有眩晕病或是高血压等心脏或循环问题者，练习此式之前应先咨询医生。

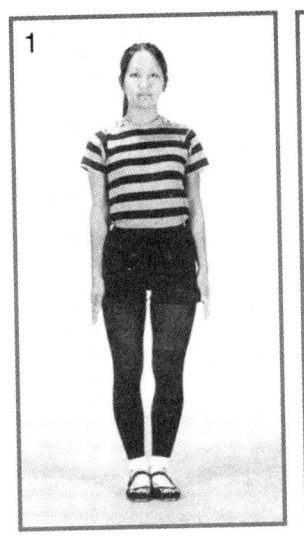

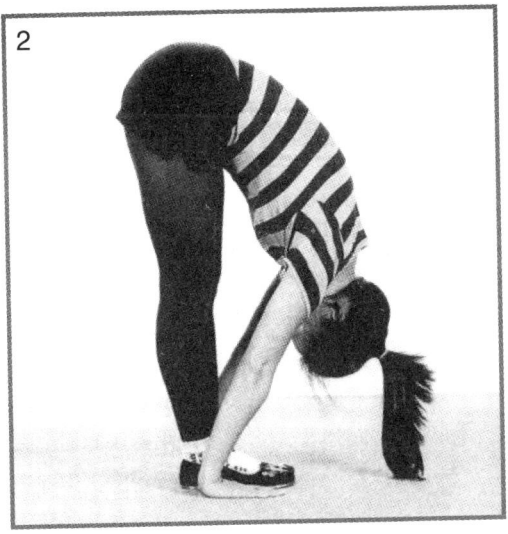

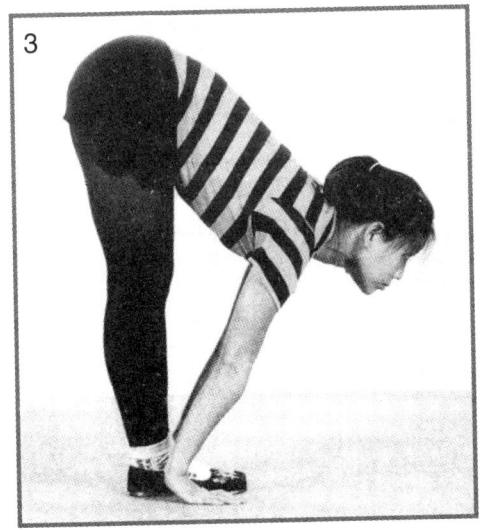

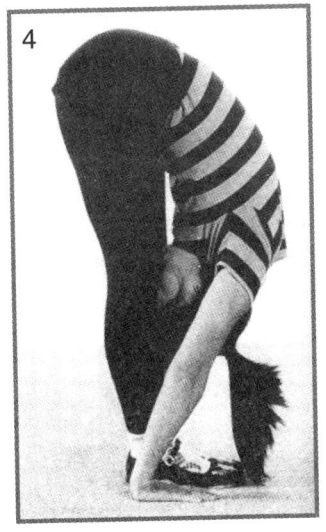

第一篇 瑜伽姿势和技法（呼吸、姿势和洁净）

第六节　　后弯姿势

人面狮身式（Bhujangasana Ⅰ）

功法

- 额头贴地，俯卧地板上，两腿伸直。
- 屈肘，两手掌心放在头部两侧（图1）。
- 做两三次呼吸，放松全身。
- 然后吸气，保持两前臂平放地上，慢慢把头和胸腔抬高，离开地面。
- 你的两条上臂应垂直于地面，你的头要以舒适为限，向后方昂起（图2）。
- 正常地呼吸，保持这个姿势15～30秒钟。
- 呼气，慢慢回复到地上。
- 重复做3次。

保健效益

　　人面狮身式提供和眼镜蛇式同样的益处，只是程度稍逊。

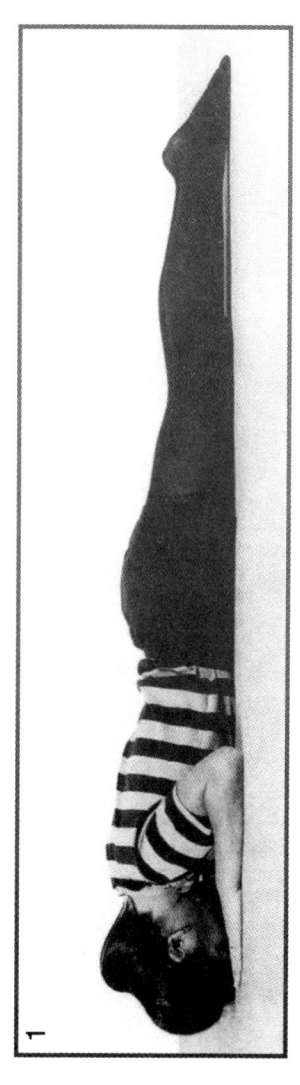

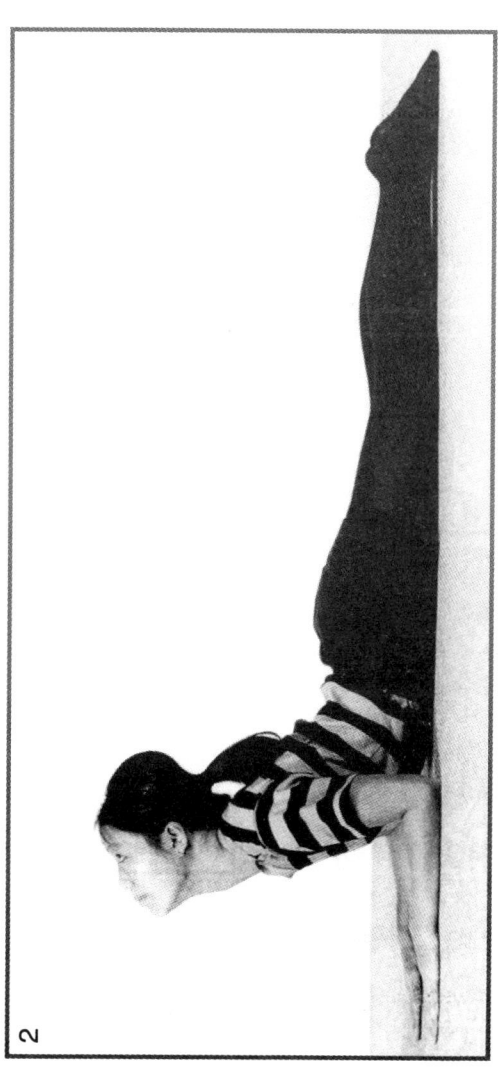

第一篇 瑜伽姿势和技法（呼吸、姿势和洁净）

1

2

前伸展式 (Purvottanasana)

功法

- 坐在地上，两腿向前伸直。
- 上身躯干向后方倾，同时两掌移向两髋的后方，十指指向两脚（图1）。
- 弯曲双膝，把两脚平放在地面上（图2）。
- 呼气（一边收缩腹部），一边轻柔地将臀部升离地面（图3）。
- 然后，将两脚移向前边，从而两膝变成伸直不屈。
- 你的两臂应垂直于地上（身体重量落在两臂、两脚之上）。
- 你可把头抬起或让它垂下（图4和图5）。确保颈部要舒服。
- 正常地呼吸，保持这个姿势10~30秒钟。
- 呼气，慢慢把身体放回起始的姿势。
- 休息。

保健效益

这个姿势有助于消除疲劳，有助于发展胸部，伸展两腿、腹部和喉部，还加强两腕、两踝。骨盆机动灵活性得到加强，肩关节放松。神经系统得到增强，血液循环获得改善。

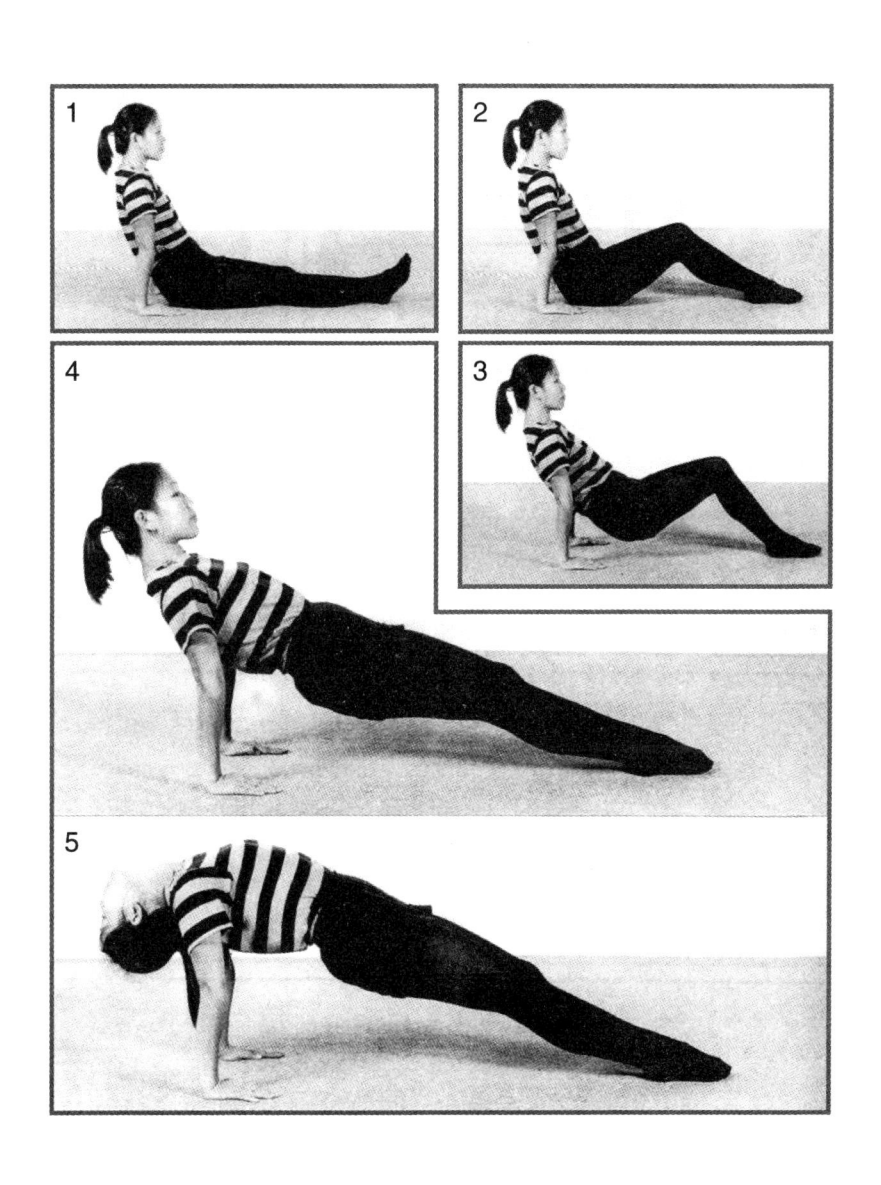

第一篇 瑜伽姿势和技法（呼吸、姿势和洁净）

眼镜蛇式（Bhujangasana）

这个姿势叫作眼镜蛇式，是因为它就像一条昂首展开颈部的眼镜蛇。

功法

- 练习开始时俯卧，双手贴在身旁。
- 两腿并拢，让随便一边脸颊着地（图1）。
- 全身完全放松。
- 现在转动头部，让前额靠在地面上。
- 眼睛张开，眼珠向上翻，往上看。
- 仅用脸部和颈部的肌肉慢慢抬头，在舒适的范围内尽量让头部后仰，或直视前方也行。
- 然后，发挥背部肌肉的作用（不要用手），把双肩和躯干逐步抬高，尽可能往后仰起（图2）。
- 在做这个动作的过程中，要慢慢吸气。
- 现在，把两手置于双肩之下，两手手指相对（图3）。
- 慢慢上推，让背部继续上抬并往后仰（成反拱，图4）。
- 只在必要时才使用双手，换言之，要让背肌做大部分抬升的工作。
- 抬升幅度以舒适为限。
- 一定要使肚脐尽可能贴紧地面。

第一篇 瑜伽姿势和技法（呼吸、姿势和洁净）

- 记住，当上身后仰、背部抬升时，脊柱应是从第一节脊椎开始一个接一个，由上往下地离地而起。
- 练习开始先让眼珠直视上眼睑，目的就在于提醒练习者记住这一点*。设想有两条想象的线牵着你两眼上眼睑，把你的头向上方和后方拉，于是脊柱就一节节地后仰和上抬。
- 前后要均匀一致、慢慢地做。记住在整个练习过程中，始终要放松两腿。
- 当你达到了这个动作的最大限度时，放松，保持这样的姿势数1~10（7~12秒钟）。
- 保持这一姿势时要蓄气不呼（图5）。

注意：保持姿势的另一方法是以感到舒适为限度，尽量长久地保持这个姿势不动，要正常地呼吸。

还原方法

- 慢慢呼气，逐渐把躯干放回地板上，其程序和原先举起躯干的方法恰恰相反。
- 在放下躯干时，有必要才使用双手，当不需用手时，将它们放回身旁两侧。
- 下背部的脊椎先向下贴，循此做下去，一节脊椎接一节脊椎地放下，直到胸部回到地面上，前额接触地面为止。
- 在放下躯干的同时，可以让双眼从原先向上翻看逐步转为向下看。
- 把头转向一边，把全身放软（图1）。这样松弛约20秒钟。

---

* 觉得舒服，两眼往上注视眼睑上方，有助于刺激眉心轮穴位。

- 然后再做4次。

较慢做法所用的呼吸交替程序

原先在抬起躯干的全过程中只做一次吸气，现在改为吸气吸至将两手放至双肩下面的时候为止。至此时稍停一下，呼气。然后，再慢慢举起躯干，同时慢慢吸气。

保健效益

眼镜蛇式使脊柱保持一种富有弹性的健康状态，可以帮助治疗各种背痛和比较轻微的脊柱损伤。它使所有的背部肌肉群都得到伸展，从而舒缓、消除背部与颈部区域的僵硬不灵和紧张。它促进血液循环，脊柱神经和血管由于获得额外的血液供应而受益。

颚部、颈部、喉部、胸部、腹部和两腿都得到锻炼和加强。腺体的活动得到平衡。消化能力得到增强，解除了便秘，食欲增进。在保持这个姿势时，对肾脏也施加了压力，暂时使其中的血液被挤了出来。当从这个姿势回复原态时，血液就涌回双肾，有助于冲走那些有害的结石沉淀物。眼镜蛇式正是以这样的方式有助于防止以至减少肾脏中的结石沉积物（以免日后演变成为肾结石）。

眼镜蛇式对生殖器官也有好处。它有助于纠正月经失调，并有助于纠正各种妇女性机能失调的毛病。

警告

不要勉强逼迫背部抬起到超过舒适的高度。不要匆匆忙忙强迫你的身体去做暂时未能做的事。还有切记每次只动一节脊椎地、慢慢做整个练习。患甲状腺机能亢进、肠结核、胃溃疡和疝气的人们不应该做这个练习。患有高血压等心脏或循环问题者不应屏气，并应该非常小心不可勉强。

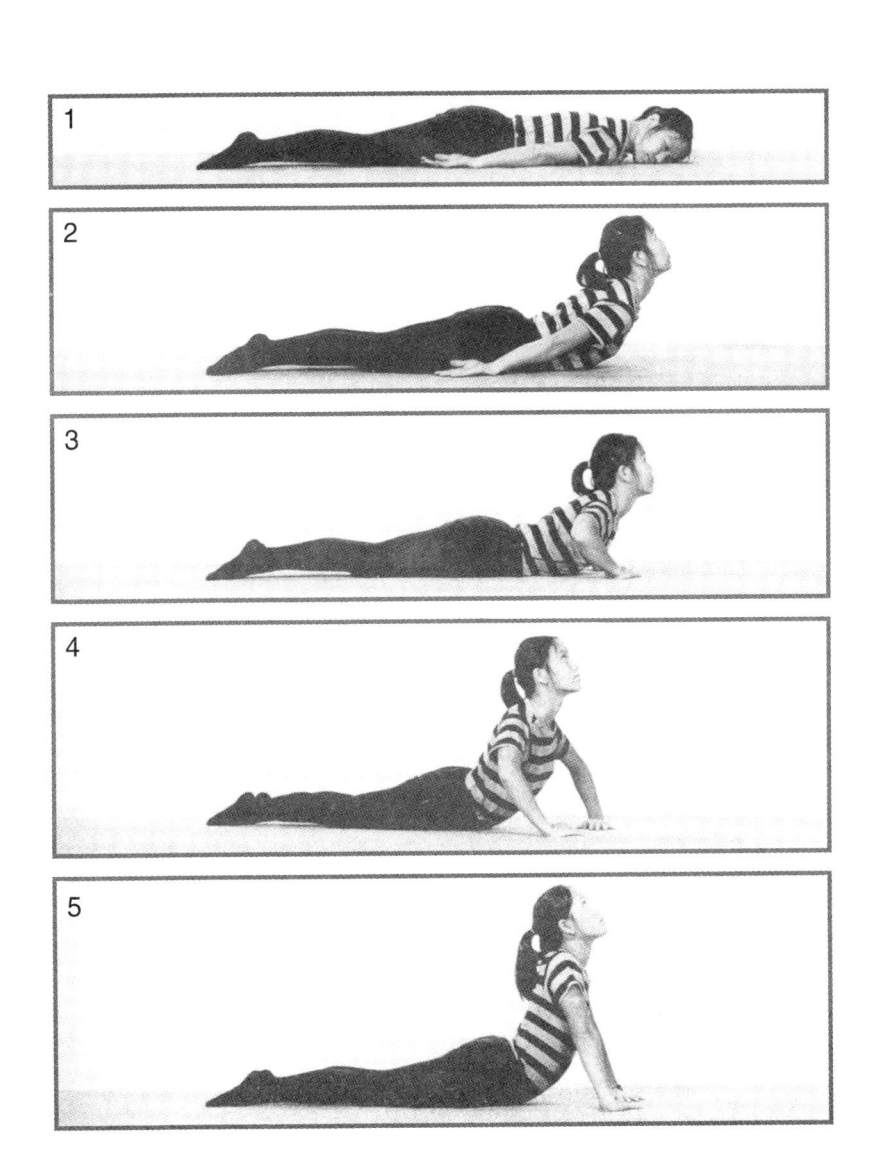

第一篇 瑜伽姿势和技法（呼吸、姿势和洁净）

1

2

3

4

5

蛇伸展式（Bhujangasana II）

功法

- 俯卧地上，两臂放在体侧，掌心向上。
- 两臂放在背后，用左手握着右腕（图1）。
- 深深吸气，伸展你臂部和背部的各条肌肉，尽量将胸膛从地面抬高起来。当你处于这个姿势时，把头向后方昂起或只是朝前看（图2）。
- 蓄气不呼，保持这个姿势10～15秒钟。
- 呼气，慢慢回到地面上。
- 重复做3次。

保健效益

这个姿势对背部的神经和肌肉很有益，一般说来，益处和眼镜蛇式相似。

警告

患有高血压等心脏或循环问题者不应屏气，并应该非常小心不可勉强。

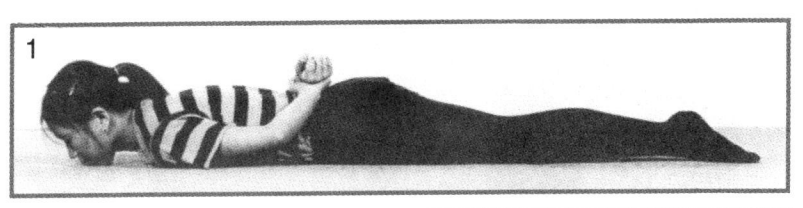

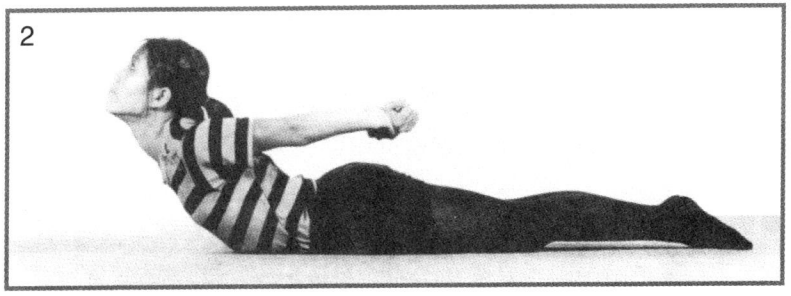

第一篇 瑜伽姿势和技法（呼吸、姿势和洁净）

1

2

弓式（Dhanurasana）

功法

- 俯卧，两臂靠体侧平放，掌心向上（图1）。
- 腿、脚全都并拢。
- 屈膝，将两小腿尽量收回臀部（图2）。
- 把两手向后伸，抓住两脚或两脚踝（图3）。
- 深吸气后，尽量翘起躯干，背部成凹拱形，头部在舒适范围内向后抬。
- 同时用手把双腿往后拉，尽量把双膝举高（图4）。
- 保持这个姿势由1数到5之久，这时呼吸要正常。
- 从这个姿势回复原态的方法是：一面还是抓住两脚，一面慢慢把上身放下来，放回地板上。
- 然后，放开双脚，逐渐将双腿放回地板上。
- 把头转向侧边，脸颊贴地，彻底放松。
- 再做两次。
- 每个星期可以增加1秒钟保持弓式的时间，直到你能够保持数1~10那么久。

可替代的做法

如果你感到这个姿势太难练习，也可以在开始练一种较为简单的变体。在抓着两脚后，只是尽量使躯干离开地板，而不要企图将双腿往后拉（图5）。

第一篇　瑜伽姿势和技法（呼吸、姿势和洁净）

保健效益

几乎对于全身的肌肉，弓式都是极佳姿势。背部肌肉群得到增强，以至消除由于疲劳而产生的疼痛和僵硬不灵。胸部和腹部肌肉得到强壮，髋部和肩部肌肉以及关节得到放松；腿、臂、喉、颈、颚缘肌肉全都得到伸展和强壮。

诸如肝脏、肾脏和膀胱等许多内部器官也受到按摩，获得更多的血流供应，结果是功能有改善。它有助于纠正肠胃失调、消化不良、慢性便秘和肝脏机能不振的毛病。胰脏得到补养，肠脏蠕动作用加强。弓式和眼镜蛇式一样，是预防胆、肾结石形成的极好练习。

做弓式练习一般地能刺激和增强各内分泌腺体，而特别能刺激和增强甲状腺。它有益于骨盆区域，减少腰围线上的脂肪，有助于治疗糖尿病。

警告

患有甲状腺肿大或活动亢盛的人，我们建议他们不要练习这个姿势。还有，由于练此式时脊骨受到的拉力和紧张，患有背部问题的人们应向医生咨询后才决定是否试做弓式。同样，患有疝气、胃溃疡或肠结核症的人们如果没有医务专家的指导也不要做这个姿势。

瑜伽——气功与冥想(精选版)

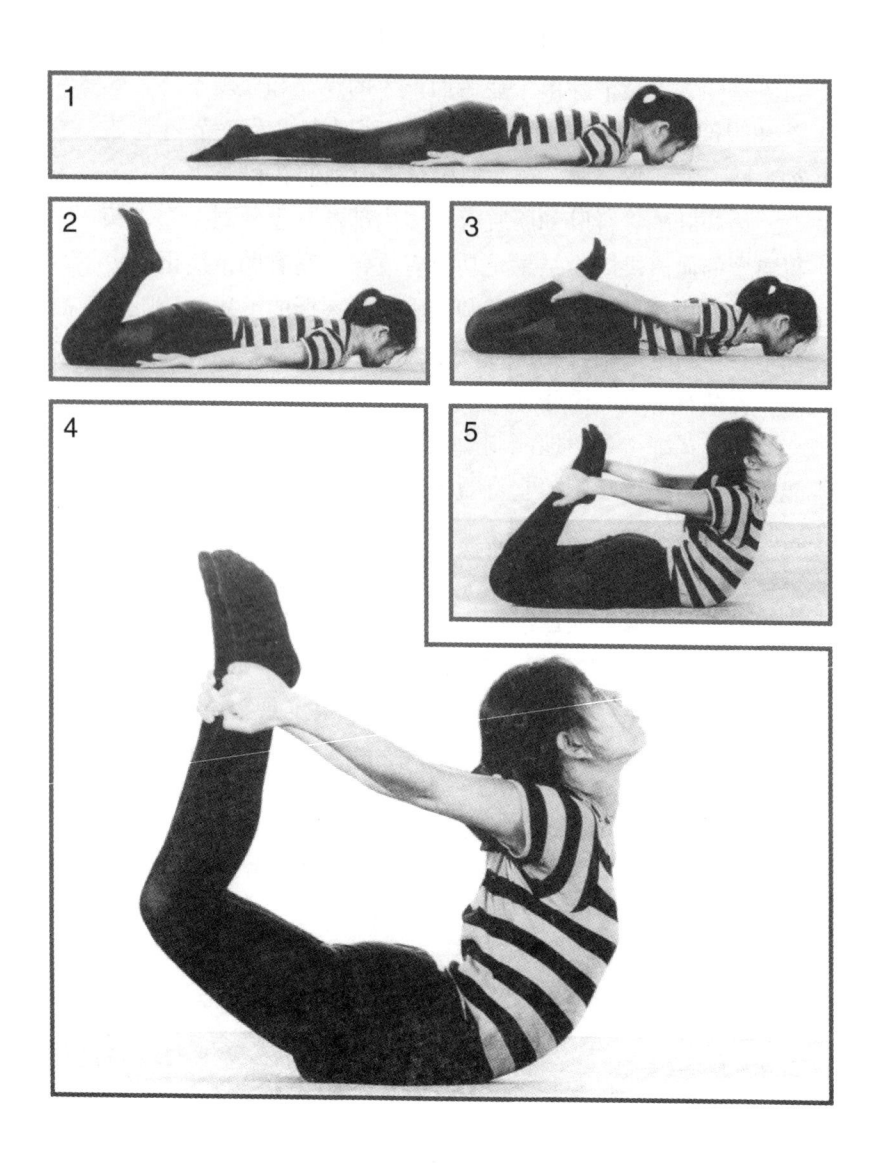

112

第一篇　瑜伽姿势和技法（呼吸、姿势和洁净）

半蝗虫式（Ardha Shalabhasana）

功法

- 俯卧，双手放在体侧，掌心向上。
- 面部主要以双唇至下巴尖之间的部位坐落地上。
- 两手握成拳。
- 深深吸气，用两拳向下按，尽量把右脚抬高（见图）。
- 你的左脚应向地上用力抵住，帮助把右腿升得更高。
- 蓄气不呼。
- 开始时，保持这个姿势约 5 秒钟，以后逐步试着延长时间至 10 秒钟。
- 慢慢把右脚放回地面上。
- 重要的是你不要从这个姿势一下垮下来，要蓄气不呼直到你的右腿完全落在地面为止。
- 呼气，放松。
- 用左脚来重复这同一个练习。

保健效益

对于年老、身体超重或有其他原因不能做全蝗虫式的人们，半蝗虫式是非常好的姿势。它有着和全蝗虫式一样的效果，但程度稍逊。当你做得熟练自如的时候，就可以真正练全蝗虫式了。

警告

患有高血压等心脏或循环问题者不应练习此式。

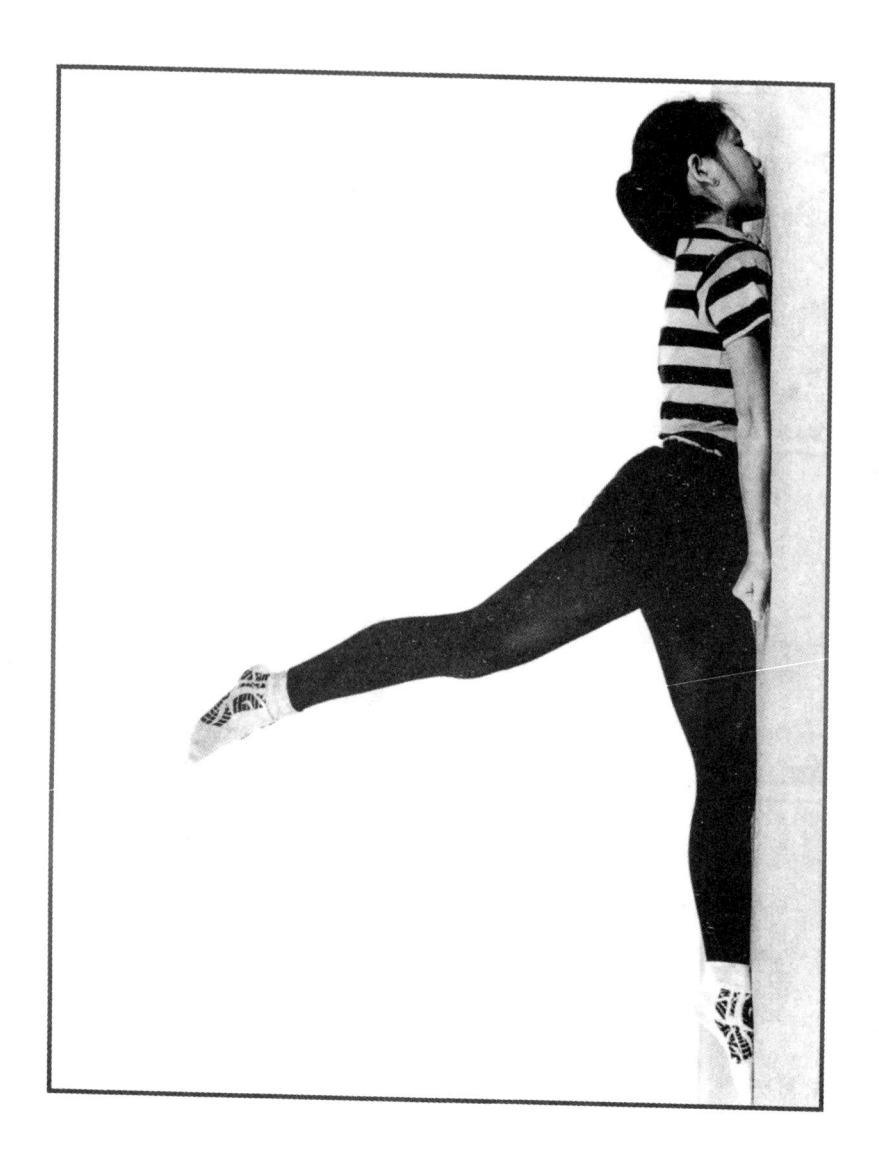

瑜伽——气功与冥想(精选版)

第一篇 瑜伽姿势和技法（呼吸、姿势和洁净）

全蝗虫式（Shalabhasana）

功法
- 开始时俯卧地上，两臂向后伸直。
- 呼气，同时抬起你的头、胸膛、双腿，升离地面。
- 你的双手、双臂和肋骨都应该高出地面之上。
- 只有你的骨盆和腹部区域还应停留在地面上（图1）。
- 伸直两腿。
- 把两大腿的肌肉紧张起来，收缩臀部。
- 两臂升离地面向后伸展，这样也可以使上背部的肌肉得到锻炼。
- 有规律地呼吸，并尽量长久地保持这个姿势。
- 逐步将你的胸膛、双臂和头部，最后连双脚也放回地面上。
- 全身放松约数秒钟。
- 重做这个姿势两次。

变体做法
- 蝗虫式的一个变体是不抬高头部和胸部，做法如下：
- 俯卧，两手放在体侧，掌心向下。
- 你的面部主要应以嘴唇至下巴尖之间的部位着地支撑。
- 鼻尖虽然和地面接触，实际上并不承受任何压力。
- 两手收卷成拳。

- 深深吸一口气，双拳用力向下按，把两腿尽量高举（图2）。
- 一边蓄气不呼，一边保持这个姿势数 1~5（如果你能够数得更多的话，就可以多数点）。
- 慢慢将你的双腿放回地面上，然后呼气。
- 重做二三次。

注意

开始时，你会感到很难做到把两腿升离地面，或很难把两腿和胸部全部升离地面。但是，如果你经常有耐心地尽力抬升（胸、腿）来练习这个动作的话，你的腹肌就会逐步变得强壮有力，而你也会感到抬起双腿比较容易做了。全蝗虫式是要用体力做的少数几个瑜伽姿势之一，因此不要害怕用力。

保健效益

这个姿势增加对脊柱区域的血流供应。它滋养脊柱神经，增强下背部与腰部范围的肌肉群及韧带。它消除腰骶部的疼痛，脊柱就变得更富于弹性。全蝗虫式有益于骨盆范围各器官。它对消化系统以至膀胱和前列腺也很有益。因而患便秘、泌尿疼痛、肠胃问题或月经周期不规则的人们都能够凭练习本式而减轻或消除其症状。

有许多瑜伽师向人们推荐用全蝗虫式消除失眠症、哮喘、支气管炎和肾功能失调的毛病。

把这个姿势稍加改变来练习可以消除下背部的疼痛。要这样做，你应弯曲双膝，让你的两条小腿垂直于地面。然后将两条大腿分开，呼气，双拳用力向下按，把两腿、头部和胸膛升离地面（图3）。最后，两膝收拢在一起，尽量长久地保持此式（图4）。

警告

患有高血压等心脏或循环问题者不应练习此式。

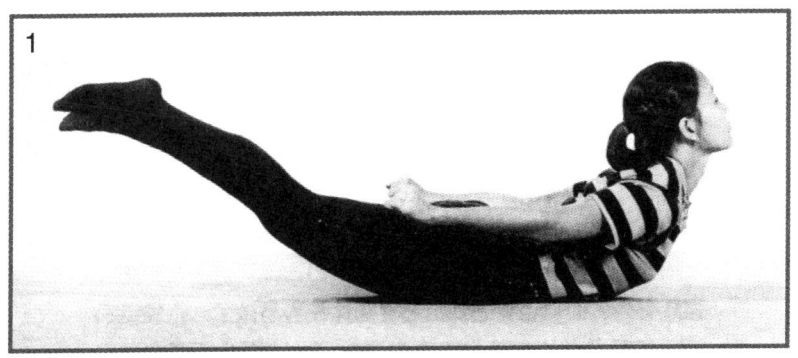

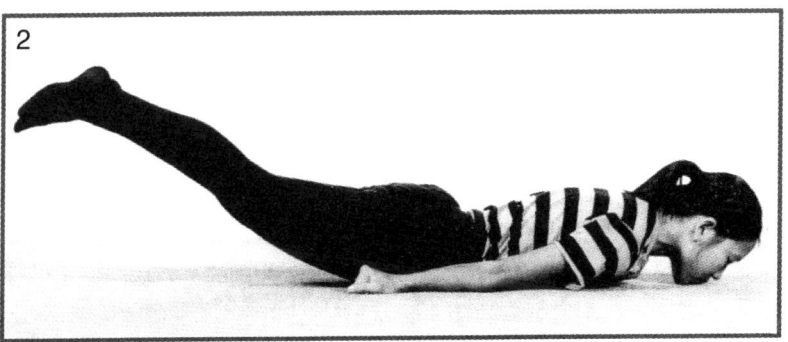

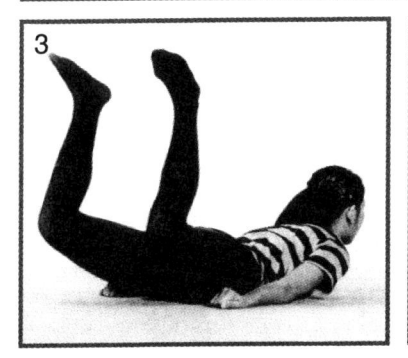

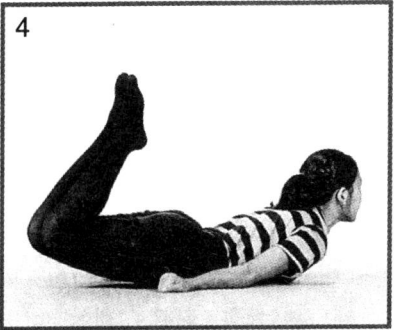

第一篇 瑜伽姿势和技法（呼吸、姿势和洁净）

第七节　侧弯姿势

三角伸展式（Utthita Trikonasana）

功法

- 开始这个练习时应直立，两腿伸直，两脚宽阔地分开。脚尖应微微向外。
- 两臂向两侧平伸，与地面平行，如图1。这就是"基本三角式"。
- 呼气，慢慢向右侧弯腰，在弯腰过程中要保持两臂与躯干成90°角（换言之，两臂应继续形成一条直线）。
- 当你向侧边弯腰时，要避免腰部以上躯干也同时向前弯曲的倾向。向前弯的做法只会减弱这个姿势的效果。
- 尽量向侧边弯曲，然后保持这个姿势，数1~10。舒适地呼吸（图2）。
- 吸气，慢慢回复到基本三角式。然后在左边做同样的步骤（图3）。
- 如果你的身体变得颇为柔软的话，你可能做到右手碰触右足踝或右脚、双臂垂直于地面的程度（图4）。

第一篇 瑜伽姿势和技法（呼吸、姿势和洁净）

- 吸气，从这个姿势慢慢地、从容地回复到原来开始的姿势上。
- 现在弯向左边做同样的练习，保持姿势10秒钟（图5）。
- 左右每边各做5次这个练习。

保健效益

虽然三角伸展式做起来是非常简单的，但连那些程度最高的瑜伽练习者都喜欢把它包括进自己每日练习内容中。因为这是为数不多的、脊骨向两侧而不是向前或后方弯曲的瑜伽姿势之一。因此，它是增加全面的柔软、灵活性的极佳姿势。

瑜伽练习者还说，这个姿势除了能帮助消除腰围区域的赘肉和健壮髋部肌肉之外，还对治疗多种皮肤毛病（如疖子、疹子、痤疮等等）有好处，还能使人的面色增添一种健康的神采。

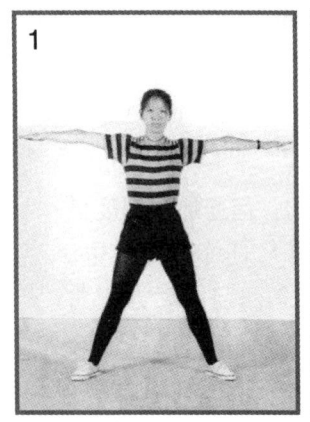

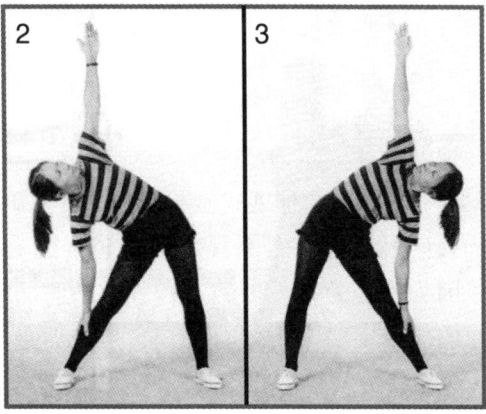

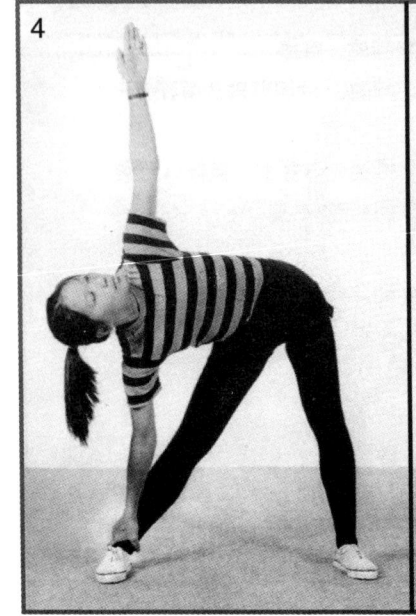

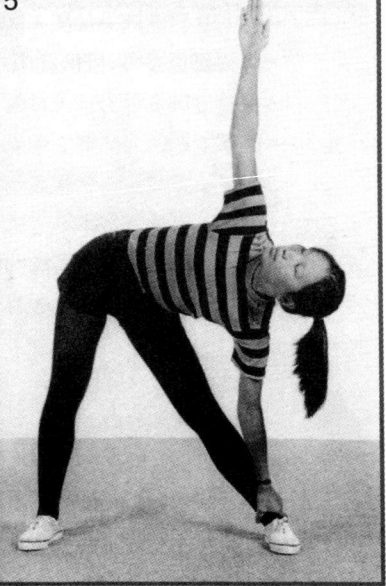

瑜伽——气功与冥想(精选版)

120

第一篇　瑜伽姿势和技法（呼吸、姿势和洁净）

侧角伸展式（Utthita Parsvakonasana）

功法

- 开始时先做基本三角式。深深吸气（图1）。
- 从这个"三角式"做下去：慢慢呼气，右脚向右方转90°，左脚也向右方转15~30°，不要超过30°（图2）。
- 左腿保持足够的紧张程度，让左膝坚挺。
- 弯曲右膝，直到大腿与地面平行为止。
- 在这个姿势中，你的大腿和小腿应形成一个90°角（图3）。
- 现在，沿着你的右腿外侧放低右臂，直到右手掌（或手指）紧贴右脚外侧放下（图4）。
- 脸部向上仰，将左臂伸出高于左太阳穴，右胳肢窝紧擦右膝（图5的正面图和背面图）。
- 为了做到这个姿势最理想的胸、髋、臂形成一条直线的程度，你得将胸部向上方和后方伸展。
- 虽然此式实际上使你全身每一部分都得到伸展，你还是应该集中注意力伸展背部和脊柱。
- 也要注意调节呼吸，应深而稳定。
- 保持姿势10~60秒钟。

- 一面深深吸气，一面慢慢伸直你的双腿双臂，回复到原来的"三角式"。
- 继续呼气，在左边做同样的练习。

保健效益

侧角伸展式有助于胸部的发展。它也帮助发展两踝、两小腿腿肚子、双膝、两大腿，据说还减轻关节炎疼痛和坐骨神经痛。有刺激肠胃系统的蠕动动作，从而有助消化过程。它还帮助减少腰围线的脂肪。

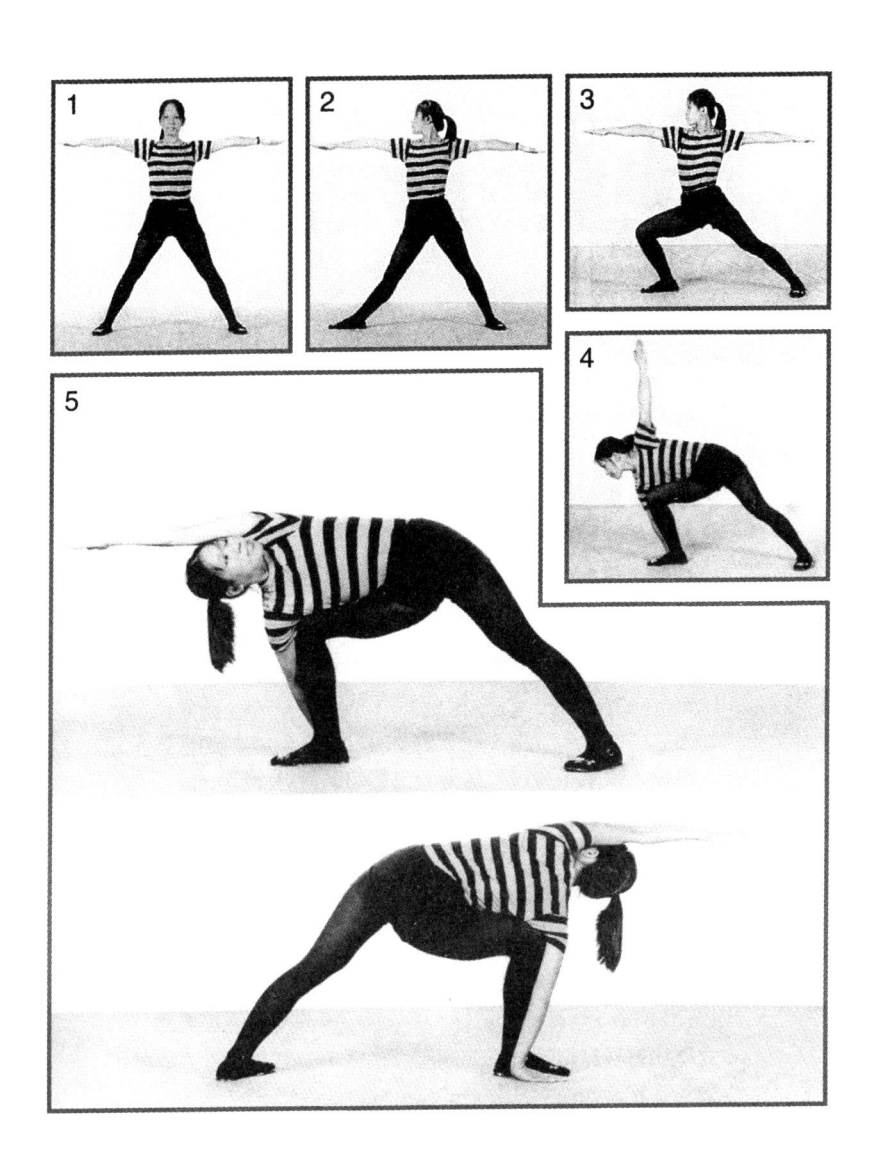

第一篇 瑜伽姿势和技法（呼吸、姿势和洁净）

123

风吹树式（Tiryaka Tadasana）

功法

- 挺身直立，两脚并拢，两臂放在两侧。
- 十指相交，两臂高举过头顶。
- 转动两腕，使两腕朝天。
- 用脚尖着地站着，上身躯干从腰部弯曲，倾向右侧（图1）。
- 保持此姿势几秒钟，然后弯向左侧（图2）。
- 弯向左右两侧至少12次。
- 然后让上身回复中央位置，平脚站立，放下两臂。

注意

如果你不能用脚尖站立同时保持身体平衡的话，就可以平脚站在地上做这个练习。但是，你每次做这个姿势的练习时，都应该起码花几秒钟试试用脚尖站立。这样做能使你逐渐增强自己的平衡力。

保健效益

这个姿势扩张胸部，放松肩关节。它也朝着与平常向前或向后运动不相同的一个方向伸展下背部、腰部、双髋部和内部脏器。其他益处包括改善体态、增强灵活性、提高平衡感。

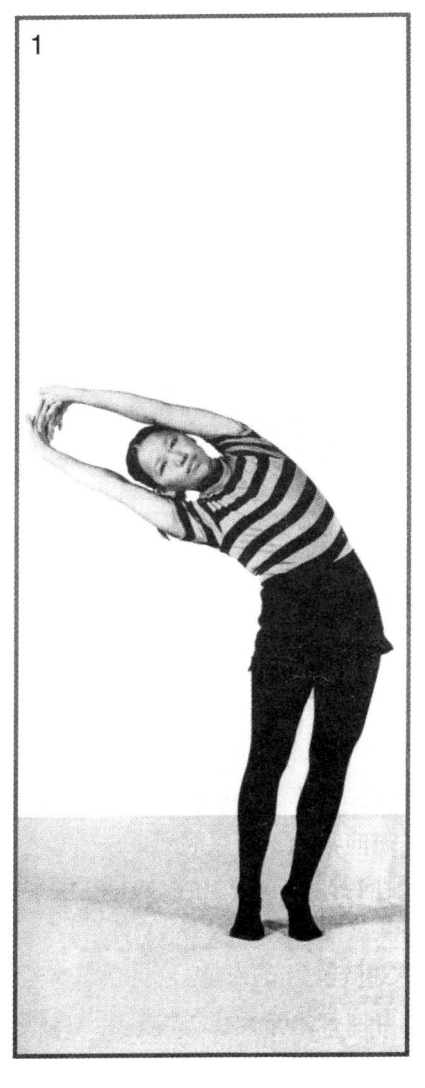

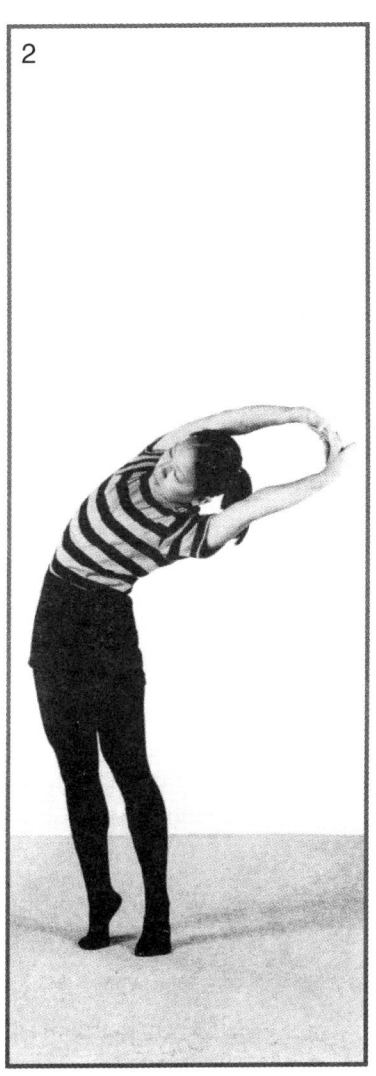

第一篇 瑜伽姿势和技法（呼吸、姿势和洁净）

1

2

门闩式 (Parighasana)

功法

- 开始时,先跪在地上,双踝并拢。
- 把右腿伸向右方,让右脚与左膝处于同一线上。
- 然后,将右脚转而指向右方。右膝不要弯曲。
- 将两臂向两侧平举,使之与地面平行(图1)。
- 然后呼气,将你的躯干和右臂屈向右腿。
- 右手腕和前臂放在右脚踝和胫上,掌心向上(图2)。
- 你的右耳应放在右上臂上面。
- 把你伸直了的左臂举起,经头部上方向右移,可以的话,就与右掌相合(图3正面图和背面图)。
- 如果手掌能相合,你的头应在两条上臂的中间,保持这个姿势45秒钟。
- 然后吸气,首先躯体和双臂恢复原位,然后右腿也恢复原位。
- 在左边重复同样的练习。
- 左右两边保持本姿势的时间要相等。

保健效益

这门闩式帮助消除腰围线上的脂肪。它补养和增强腹部肌肉和器官,以及腰腹与横膈膜区域的皮肤。它使脊柱神经旺盛有生气,有助于消除背部僵硬强直。

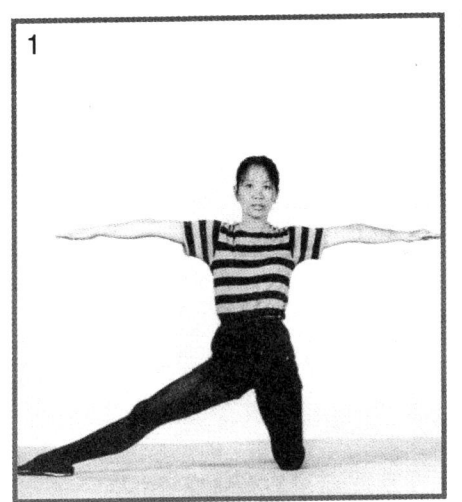

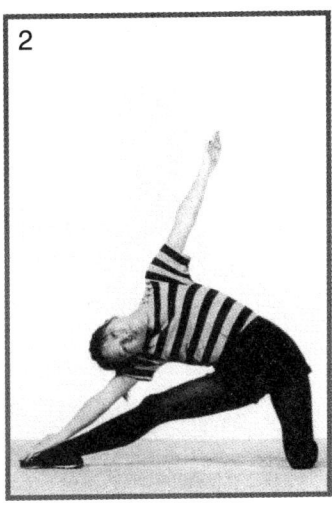

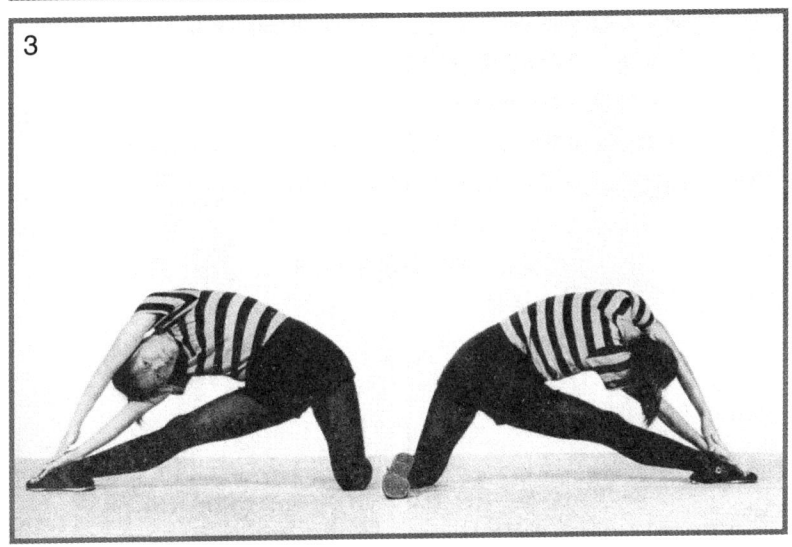

第一篇 瑜伽姿势和技法（呼吸、姿势和洁净）

第八节　强健姿势

手臂伸展式（Hasta Uttanasana）

功法

- 直立，两脚并拢，两臂垂体侧。
- 在肚脐下方不远，两腕相交叉，同时伸直颈项（图1）。
- 吸气，保持两腕相交叉，同时颈项向后弯，慢慢将两臂向上方升起。
- 把两臂两手升高到头顶上，并向头后稍移（图2）。
- 屏息，颈项在舒适范围内向后弯（图3）。
- 保持这个姿势几秒钟之久。
- 然后，慢慢呼气，将两臂自两侧放下（掌心向上）。
- 直到两臂与地面平行为止，同时伸直颈项（图4）。
- 保持这个姿势几秒钟，同时呼吸要正常。
- 吸气，举起双臂，让两手腕再次在头上相交叉，同时颈项向后弯（图3）。
- 屏息，保持此姿势几秒钟。

第一篇 瑜伽姿势和技法（呼吸、姿势和洁净）

- 呼气。然后，将交叉的双腕放低到肚脐以下，同时伸直颈项（图1）。
- 重复12次。

保健效益

这个练习刺激血液循环，并帮助人克服那种"头脑有点昏沉"的状态。它放松两个肩关节，对圆肩或驼背的人极有益处。它伸展并强壮脊柱。

瑜伽——气功与冥想(精选版)

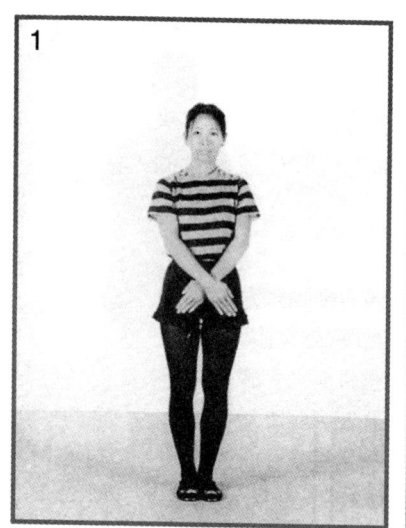

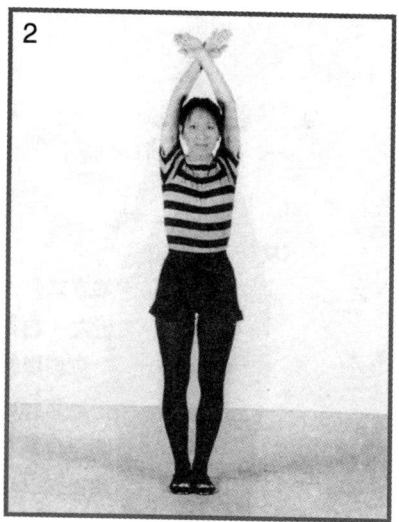

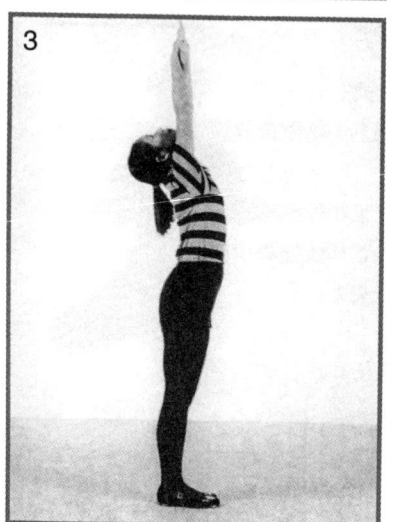

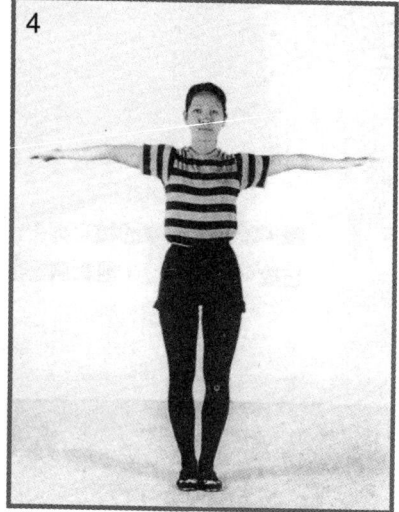

1

2

3

4

第一篇 瑜伽姿势和技法（呼吸、姿势和洁净）

树式（Vrksasana）

功法
- 开始做"基本站立式"，即直立，两脚并拢，两手掌心向内，两臂靠近左右大腿的外侧（图1）。
- 然后，把你的右脚跟提起到腹股沟和大腿上半部区域，右脚尖向下，把右脚放稳在左大腿上。
- 一边用左腿平衡全身站着，一边双掌合十（图2）。
- 两臂伸直，高举过头（图3）。
- 深深吸气，保持这个姿势30~60秒钟。
- 然后，将合十的双掌收至胸部，然后放到体侧。
- 伸直右腿，恢复"基本站立式"。
- 你可以继续把左脚放在右腿上，重做这个练习。

保健效益
这树式补养和加强腿部、背部和胸部的肌肉。它增强两踝，改善人体态的稳定与平衡。它也增强集中注意的能力。它放松两髋部位，并对胸腔区域有益。

警告
如有高血压等心脏或循环问题，就保持在胸前合掌，不要将手臂举高。

瑜伽——气功与冥想（精选版）

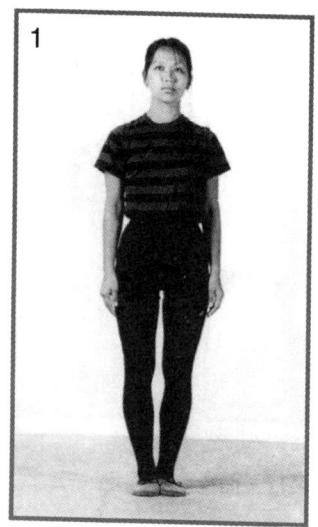

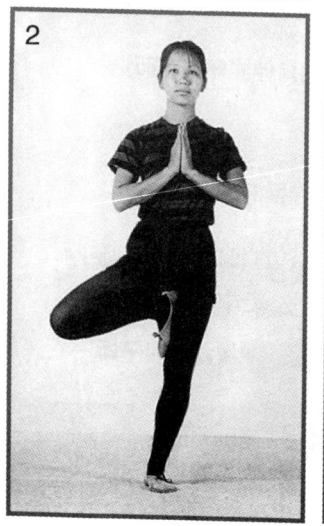

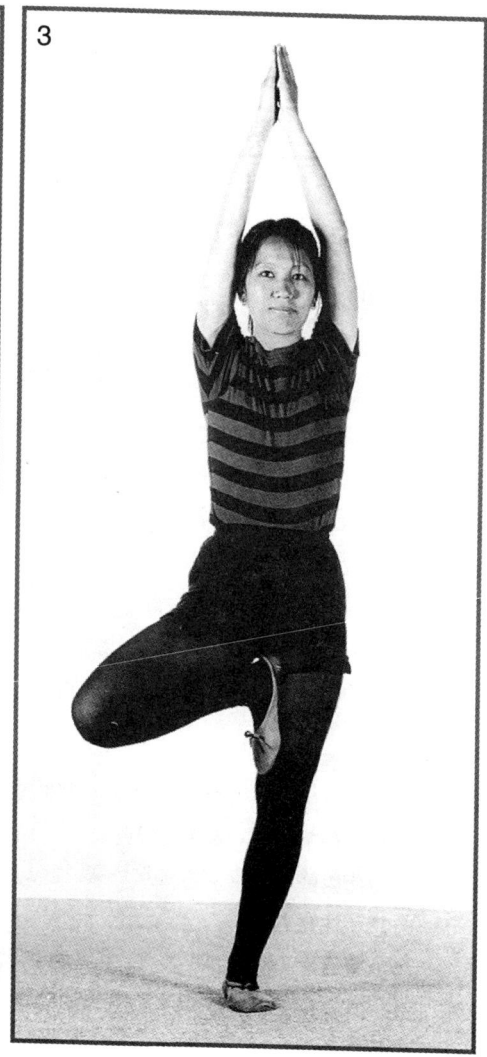

第一篇 瑜伽姿势和技法（呼吸、姿势和洁净）

战士第一式（Virabhadrasana I）

功法

- 先从基本站立式开始，两脚并拢，两臂靠着躯体两侧（图1）。
- 双掌合十，高举过头并尽量伸展（图2）。
- 然后吸气，两腿分开（图3）。
- 呼气，将右脚和上身躯体向右方转90°。左脚只须向同样方向（即右方）略略转过来（图4）。
- 然后屈右膝，直到你的大腿与地板平行，而小腿则与地板及大腿成垂直角度。
- 将左腿向后伸，膝部挺直。
- 头向上方仰起，两眼注视合十的双掌，尽量伸展脊柱（图5）。
- 有规律地呼吸。
- 保持这个姿势20~30秒钟。
- 回复到基本站立式，按相反方向做同样的练习。

保健效益

这个姿势补养和加强双踝、双膝、双髋和双肩。它放松颈项和下背部，消除那里的紧张。它扩展胸膛、增进深呼吸，从而对肺部有益。它减少髋部区域的脂肪，并增强人的平衡感和注意力。

警告

　　这是一个强度很大的姿势，如有高血压等心脏或循环问题，不要做这个姿势，或练习时保持双手扶胯而不将手臂举高。

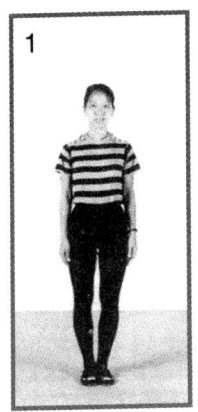

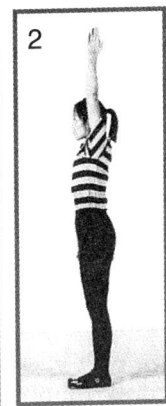

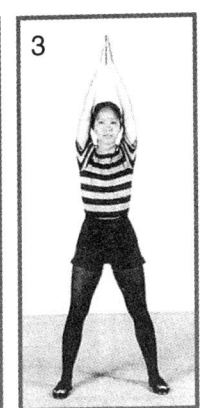

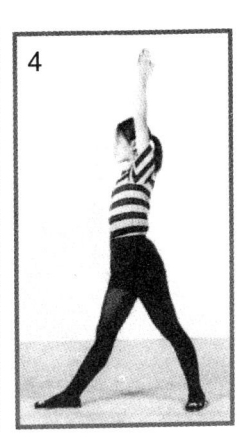

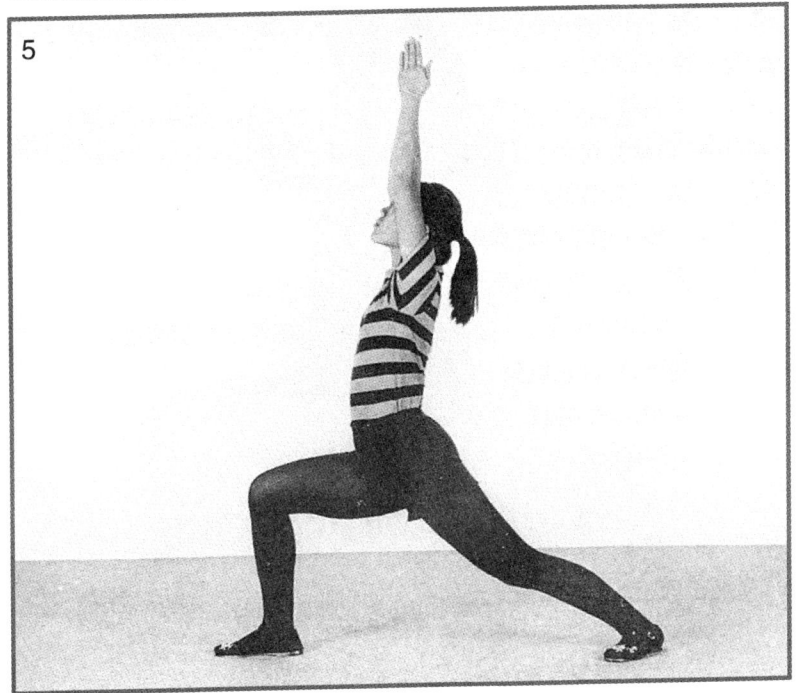

第一篇 瑜伽姿势和技法（呼吸、姿势和洁净）

战士第二式（Virabhadrasana II）

功法

- 开始先做基本站立式（图1）。
- 深深吸气，两脚大大分开。
- 两臂向两侧平举，与地面平行（图2）。
- 从这个"三角式"做下去：左膝挺直，右脚向右转90°；左脚则向同一方向转15°~30°，不要超过30°（图3）。
- 屈右膝，直至大腿与地面平行，小腿垂直于地板和大腿（如果你需要把左腿再伸远一点，以便两腿分开得更宽的话，可以这样做）。
- 然后，两手向两旁尽量伸展出去。
- 头向右方转，两眼注视右手手指尖（图4）。
- 一面深深呼吸，一面尽量伸展你左小腿背面的腘旁腱（小腿腱）和其他肌肉。
- 保持这个姿势15~30秒钟。
- 回复常态的办法是：吸气，回复到"三角式"（图2）。
- 然后，转向左方，以相反方向重复做全部练习。

第一篇　瑜伽姿势和技法（呼吸、姿势和洁净）

保健效益

　　这个练习对双腿、背与腹部极有益。它使大小腿肌肉变柔韧，并消除这个区域可能已经形成的痉挛（抽筋）毛病。

警告

　　如有高血压等心脏或循环问题，不要做这个姿势，或练习时保持双手扶胯而不将手臂举高。

瑜伽——气功与冥想（精选版）

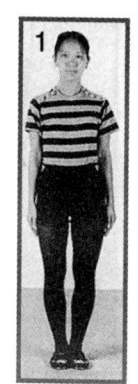

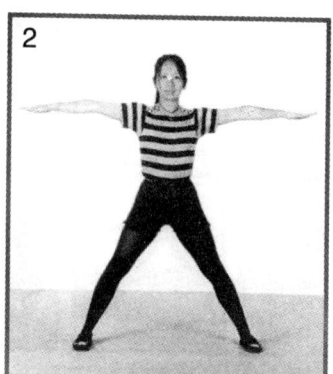

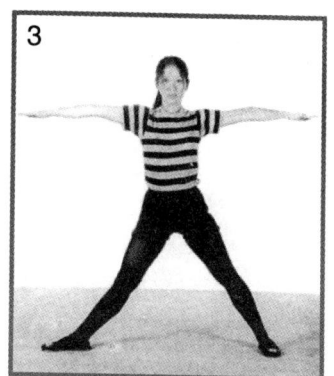

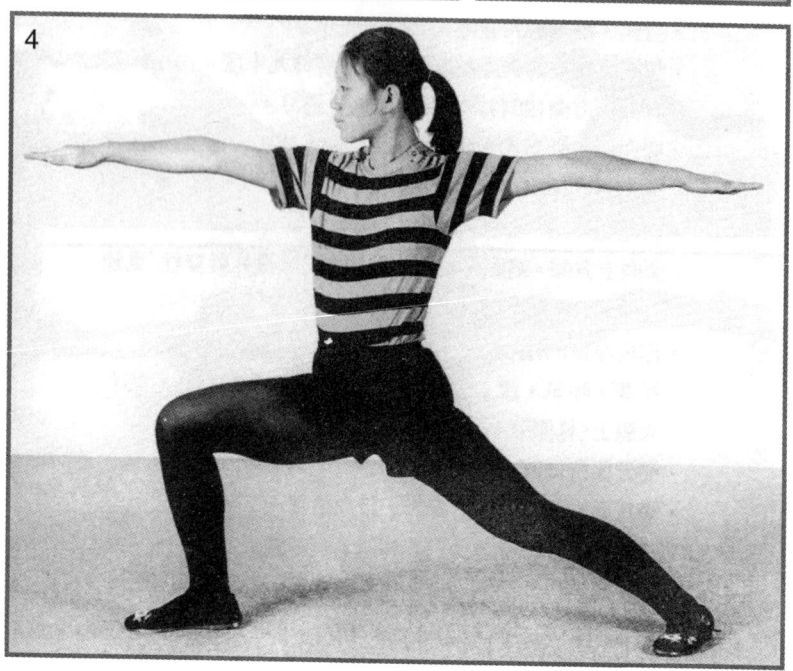

第一篇　瑜伽姿势和技法（呼吸、姿势和洁净）

幻椅式（Utkatasana）

功法
- 开始先做基本站立式（图1）。
- 将两臂径直高举头上，双掌合十（图2）。
- 呼气，屈膝，放低躯干，就像你准备要坐在一张椅子上似的（图3）。
- 你的两条大腿应与地面几乎平行，胸部尽量向后收。
- 正常地呼吸，保持这个姿势15~30秒钟。
- 然后，吸气，放下两臂，回复基本站立式（图1）。

保健效益
　　这个姿势使两腿更强健，增进体态平衡稳定，并矫正不良姿势。它增强脊柱、强壮背部肌肉群。它消除肩膊酸痛、僵硬不灵，给予心脏柔和的按摩。幻椅式也扩展胸部、增强双踝和强壮腹部器官。

警告
　　如有高血压等心脏或循环问题，就保持双手扶胯而不将手臂举高。

瑜伽——气功与冥想（精选版）

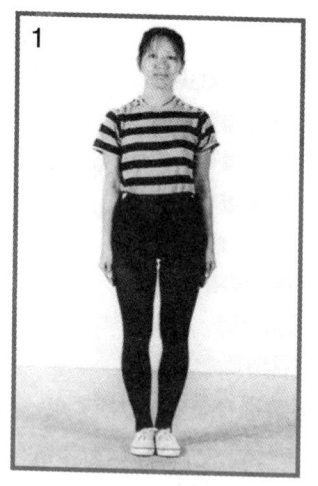

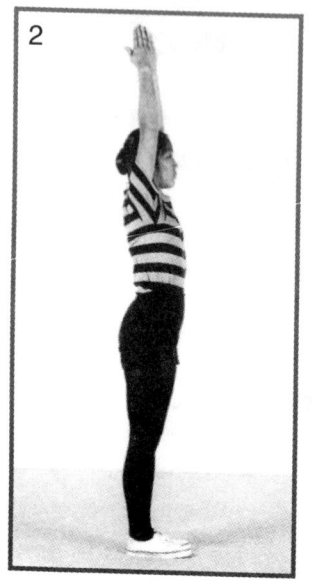

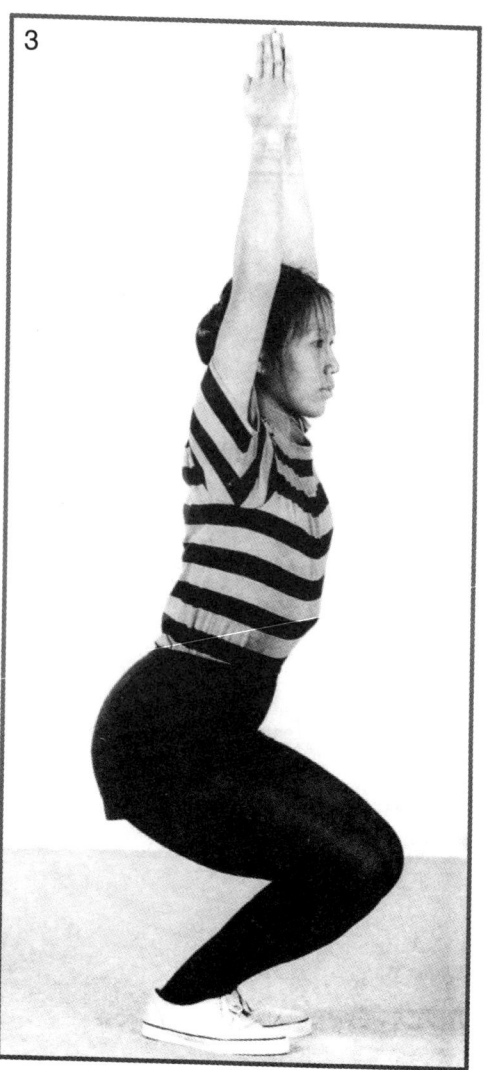

140

第一篇　瑜伽姿势和技法（呼吸、姿势和洁净）

鸟王式（Garudasana）

功法

- 开始时先做基本站立式（图1）。
- 把左大腿的背面贴在右大腿的前面，把左小腿胫骨贴着右小腿的腿肚包部位，从而让左腿缠着右腿。然后，用你左脚大脚趾勾住右脚踝的上半部（图2）。
- 用你的右脚平衡全身。把你的右肘略略放在左肘关节之上，把右前臂转向右方，左前臂转向左方，从而让右臂缠住左臂。然后双掌合十（图3）。
- 保持这个姿势约20秒钟，这时要做深长的呼吸，同时放低臀部，以便保持身体平衡稳定。
- 然后，放开两臂和两腿，回复基本站立式（图1）。
- 左变右，右变左，在另一边重复这个练习。

保健效益

这个姿势对两腿非常有益。它补养和增强两踝、两膝和腿肚子肌肉。它也有助于防止和消除小腿腿肚子肌肉的痉挛（抽筋）。它增强两腿、两肩的弹性。它是发展平衡和协调感的一个极佳姿势。

瑜伽——气功与冥想(精选版)

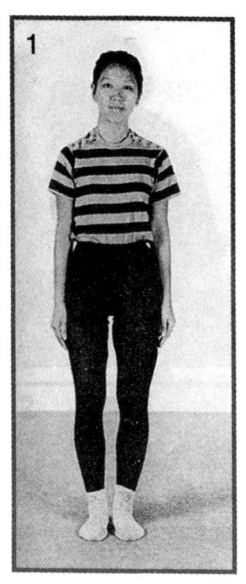

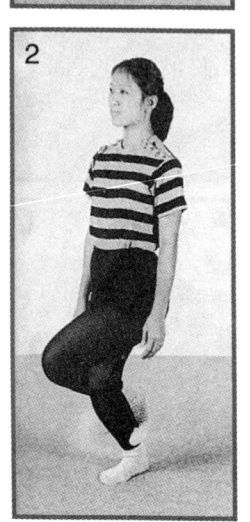

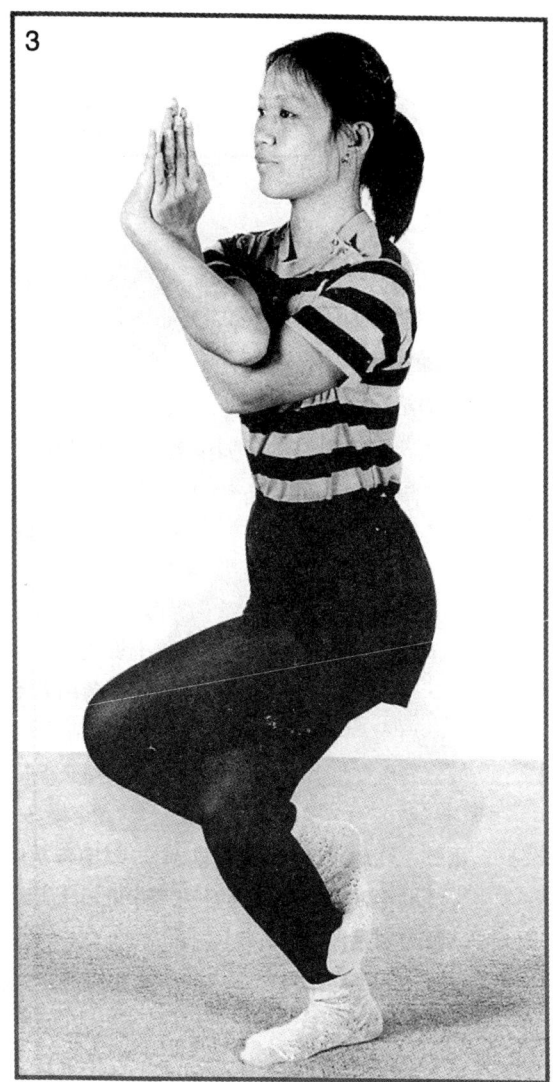

第一篇　瑜伽姿势和技法（呼吸、姿势和洁净）

第九节　倒转式

犁式（Halasana）*

梵文"哈喇"（hala）是犁的意思；这个姿势之所以称作"犁式"，正是因为它极明显地像一把倒转的犁。

＊需要先能舒服地练习倒箭式（第147页）之后，才可练习此式。

功法

- 平直仰卧，两腿伸直但放松，两脚并拢。两手应平靠体侧，掌心向下。以这姿势放松至少15～20秒钟（图1）。
- 吸气，一边保持两腿并拢、两膝伸直，一边两掌轻轻用力向下按，收缩腹部肌肉使两腿离开地面举起，升到躯干上方（图2）。
- 当两腿上升至躯干成垂直角度之后，呼气，并继续将两腿向后摆至两脚伸过头后。当你这样做时，你的臀部和下背部自然会离开地面（图3）。
- 如果你的脊柱已经相当僵硬的话，那么，也许在开始阶段你最多只能做到这个程度了。真的如此的话，就保持这个姿势，数1～10，然后按下面稍后所描述的方法从这个姿势回复常态。

- 如果你能够继续舒适地将两腿向后伸，并向下降，你可以这样做，而在不感到吃力的情况下尽力做到多少算多少，然后停住，保持着这个姿势。
- 如果你的躯体相当柔软，你的脚趾就会碰到地面（图4）。
- 保持这个姿势10～15秒钟，缓慢而有规律地呼吸。
- 现在将双脚更向头后送去，两臂滑向背后。这会将更大重量移至脊柱的顶部（图5）。
- 保持姿势，数1～10（如果开始感到太吃力，可以少数点）。
- 记住在这部分练习的整个过程中，两膝保持平直。
- 从这个姿势回复常态的方法是将两手滑动着收回躯体两侧（图4），膝部弯曲（如果你能做到保持两腿伸直的话，就这样做），然后，一节脊椎接一节脊椎地"展开"你卷曲的身躯，直到你的臀部再次贴在地面上。
- 这时候重要的是要确保你的头部不离开地板以免破坏动作的连贯性。为了不让头部离开地面，你也许得在"展开"躯体时轻微地拱起颈项。
- 在臀部接触地面之后，双腿就可以伸直，然后顺势放下来。
- 你现在又回复到原来开始的姿势上。
- 休息20秒钟，然后再做两次。

保健效益

犁式是习瑜伽者所喜爱的姿势之一。它对整个脊柱神经网络极为有益。从主要的脊柱神经出发，共有32对神经向

第一篇 瑜伽姿势和技法（呼吸、姿势和洁净）

两旁分支出去，伸展到人体的一切主要部分。这些神经全都受到滋养、增强和恢复活力。从而各种背痛、腰部风湿痛和背部关节痛都得到减轻以至消除。

犁式不仅仅使背部，而且使整个身体都得以伸展。它消除肩膀和两肘的僵硬感；它补养和增强腘旁腱肌肉；有助于消除腰围线、髋部、腿部的脂肪。它甚至有助于治好手部的痉挛。

这个姿势刺激血液循环。除了滋养脊柱神经之外，血液还流入头部，滋养面部和头皮。甲状腺也得到调整，身体的新陈代谢作用也获得改善。

犁式也收缩腹部器官，给它们补充活力。它刺激、促进消化功能，帮助消除便秘。它有益于肾脏、肝脏、脾脏、胰脏、各种内分泌腺体和生殖器官。它消除胃部的气胀疼痛，有助于纠正月经失调的毛病。犁式也帮助治愈各种头痛、痔疮和糖尿病。

可替换做法

建议初学者在头部后边放一张椅子或凳子，以便搁置两脚的脚趾。随着背部肌肉变得更柔韧，你就可以逐渐减少凳子的高度，直到你的脚趾停落在地板上为止。在举腿时保持弯膝，可降低难度。

警告

有背部、颈部问题或高血压等心脏或循环问题者，不应练习此式。练习中，颈部如有任何不适，应立即小心地收回姿势。年老又体弱的人应向医生咨询之后才决定是否做这个姿势。患坐骨神经痛的人们不应该练这个姿势，无论在任何情况下，也不要使肌肉用力过度。

瑜伽——气功与冥想（精选版）

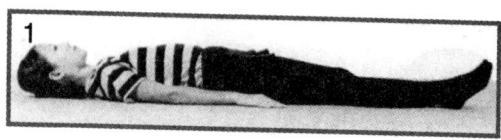

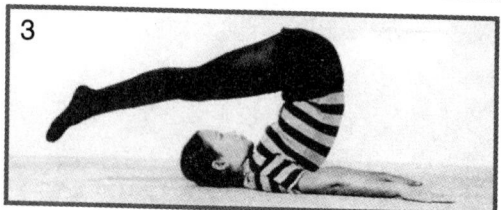

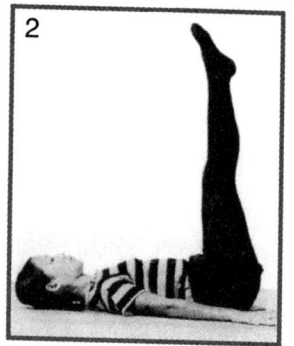

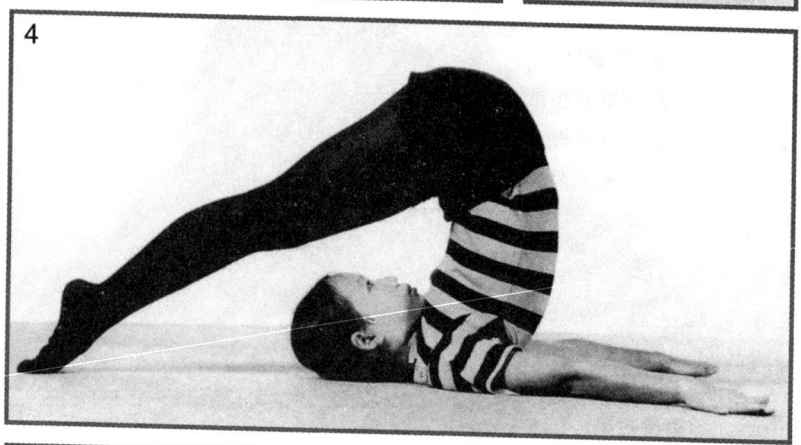

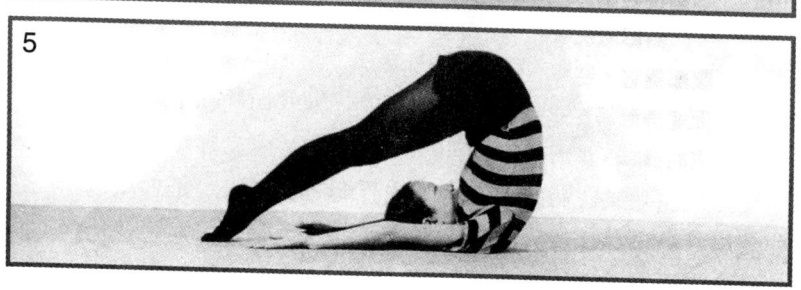

第一篇 瑜伽姿势和技法（呼吸、姿势和洁净）

倒箭式（Viparita Karani Asana）

这个姿势是肩倒立式较为容易一点的变体做法。难于做肩倒立式的人宜做此式。

功法
- 仰卧，两手置于体侧（图1）。
- 慢慢举起双腿直到它们垂直于地面为止（图2）。
- 升起上身躯干，同时两肘稳靠地面，两手放在两髋处以支撑身体。
- 上身躯干应保持与地面大约成45°角，双腿要伸直（图3）。
- 保持这个姿势，放松，呼吸要正常。
- 回复常态的方法是：轻轻将两脚放低，略高于头顶，两掌放回地面上，慢慢把躯干放下来，回复到躺着的姿势。

可替换做法

当你保持着图3所示的姿势时，可以相当猛烈地震动两腿，特别试试震动两脚。

保健效益

首先，倒箭式能活化脑力，并增进脑部区域中的神经－

肌肉活动，从而增进人的思考能力。血液流入双眼、头皮、面颜组织，从而使每个部分充满活力。倒箭式还使血液自由地流入心脏而无须克服地心吸力的拉阻作用。两腿、骨盆和腹部的充血现象得以消除，诸如静脉扩张、脱垂和月经失调等毛病也得以防止或消除。

此外，震动两腿和两脚有助于消除腿部肌肉的紧张并放松两踝。它给人一种舒畅松弛的感觉。

警告

有背部、颈部问题或高血压等心脏或循环问题者，不应练习此式。

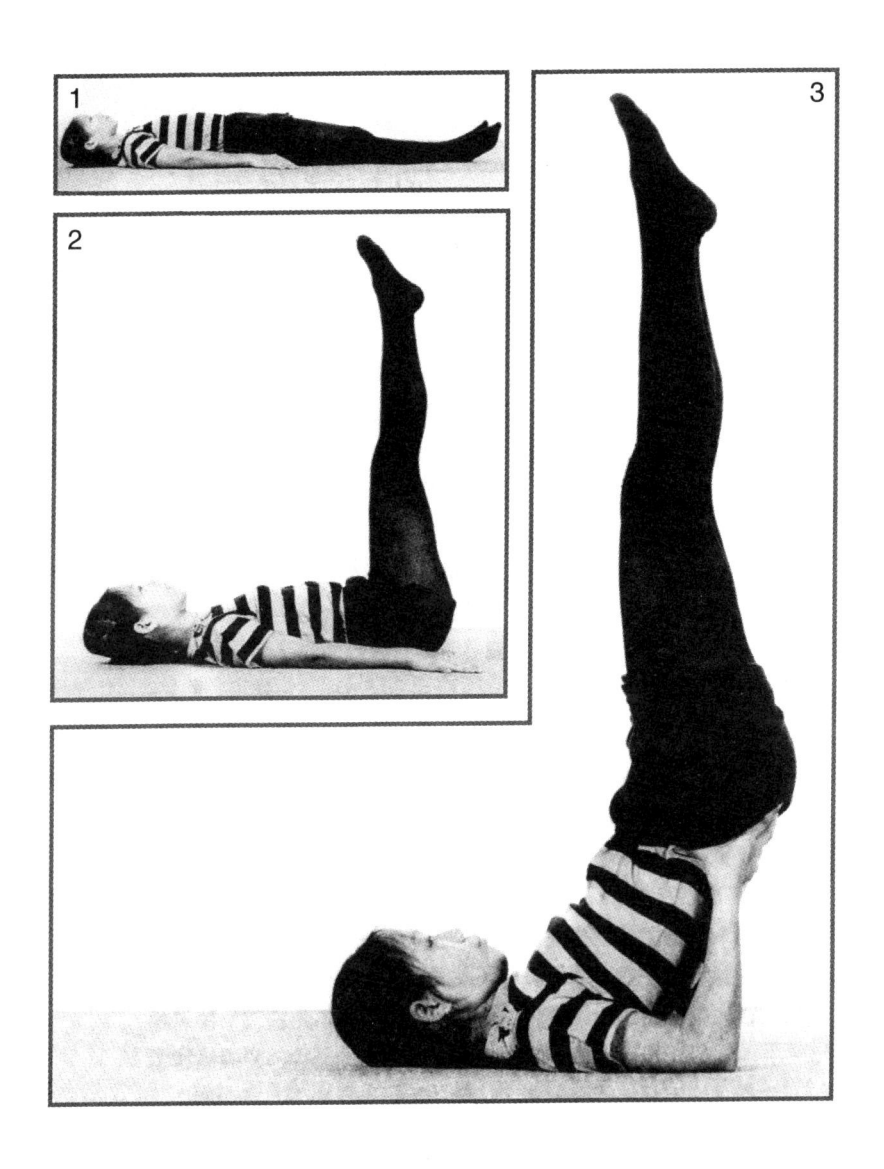

第一篇 瑜伽姿势和技法（呼吸、姿势和洁净）

第十节　颈部、面部和眼部练习

颈部练习（Neck Exercises）

功法

坐下，盘腿或伸直两腿（或用任何一种瑜伽坐姿打坐都可以）。如果你愿意的话，甚至还可以用一种稳定的站姿站立，或坐在一张直背椅子上。

两肩保持平直不动，然后按下列步骤做：

A.
- 把头部转向右边，再转向左边（图1、图2）。
- 重复做8～10次（一左一右等于一次）。

B.
- 然后，一面两眼向前直视，一面将头部轮流地向右方倾斜，然后向左方倾斜（图3、图4）。
- 重复做8～10次。

C.
- 轻柔地把头向后仰和向前低头（图5、图6）。
- 重复做8～10次。

D.
- 然后，头部做轻柔的圆圈旋转运动。

第一篇　瑜伽姿势和技法（呼吸、姿势和洁净）

- 开始时做小圆圈旋转运动，逐渐增大到尽可能大，但要以不使颈部过于用力为度。
- 至少顺时针方向转动 8～10 次（图 7—图 16），然后逆时针方向转动 8～10 次。

保健效益

这些练习舒解紧张，按摩神经、肌肉和韧带。这有助于预防和消除紧张和头痛。当你做完时，应该感到舒缓放松，头脑有点清爽。

警告

这些练习要做得缓慢而轻柔。小心不要让颈部肌肉过于用力而劳累。如有颈部问题，在做这些练习之前，务必先咨询医生。

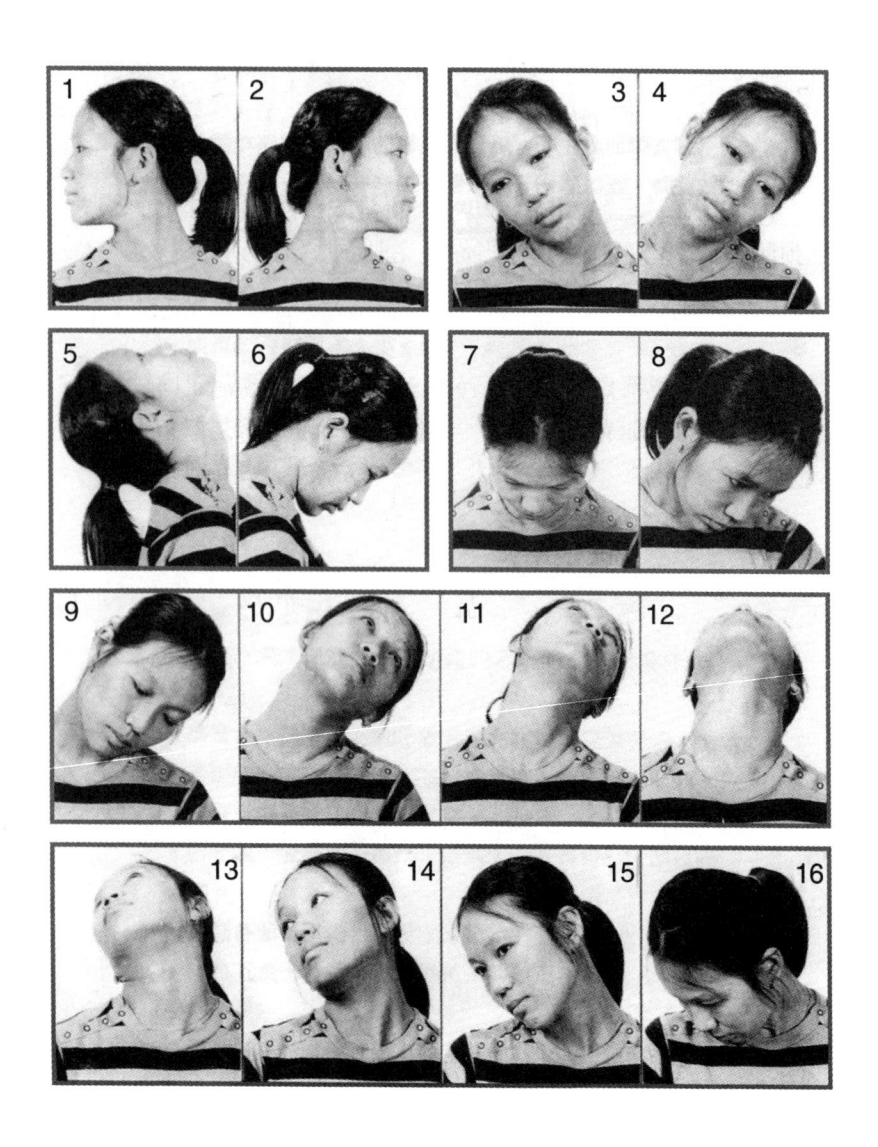

瑜伽——气功与冥想（精选版）

第一篇　瑜伽姿势和技法（呼吸、姿势和洁净）

狮子第一式（Simhasana I）

功法

- 以传统的日本式坐姿坐着（所有脚趾均着地，两脚跟向上），如图 1 和图 2 所示的样子。
- 慢慢向前倾，把你双掌的掌根部安放在两膝的边缘部位。
- 同时张开手指，睁大眼睛，伸出舌头，张得越大越好，伸得越长越好。
- 用口呼吸。
- 颈部和面部的肌肉，以至两手、两臂、两肩和躯干的肌肉应全都紧张起来。
- 这么一来，你就像一只凶猛地怒吼的狮子的模样（图 3）。
- 事实上，为了获得最好效果，你在做这个练习时，应该真正像一只狮子似地吼叫。换言之，你伸出舌头时，也应发出响亮的"啊啊"吼声。
- 保持这一姿势由 1 数至 10 之久，然后慢慢把舌头收回口内。
- 放松各部位肌肉，回复原来起始的姿势（图 1、图 2）。
- 休息 5~10 秒钟，然后重做，共做 3 次。

保健效益

这狮子第一式使身体上许多往往为人们所忽视的部分得到锻炼和强壮。它有助于防止往往随年老而发生的众多皱纹、折痕和下垂的皮肤。在多例中，练习者脸上皱纹和眼角鸦脚形皱纹减少了，而在若干例中，甚至完全消失了。皱纹和下垂的皮肤是由于皮下肌肉缺乏复原弹性引起的。而这种缺乏复原弹性的情况又是由于缺乏运动锻炼而引起的。但是，有规律地、经常地做狮子式练习，就能恢复脸部和颈部肌肉的这种复原弹性。

这狮子第一式还使舌头得到锻炼，喉头得到按摩。据说，它能改进音质，防止或治愈喉头疼痛。由于这个原因，印度有许多声乐家都练习狮子第一式来改进他们的歌唱能力。

狮子第一式还使甲状腺和颈项、两眼与两耳的其他腺体受益。

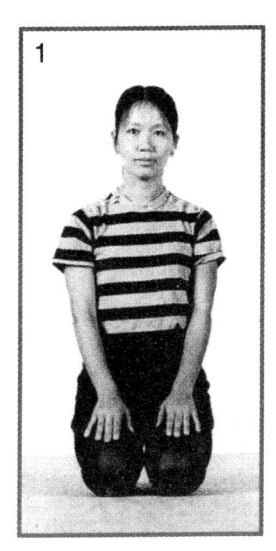

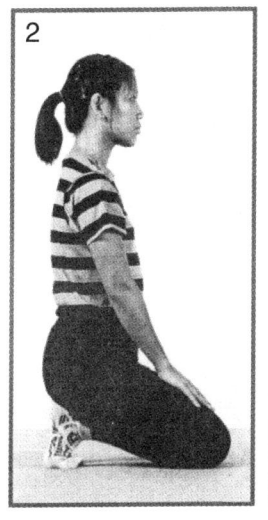

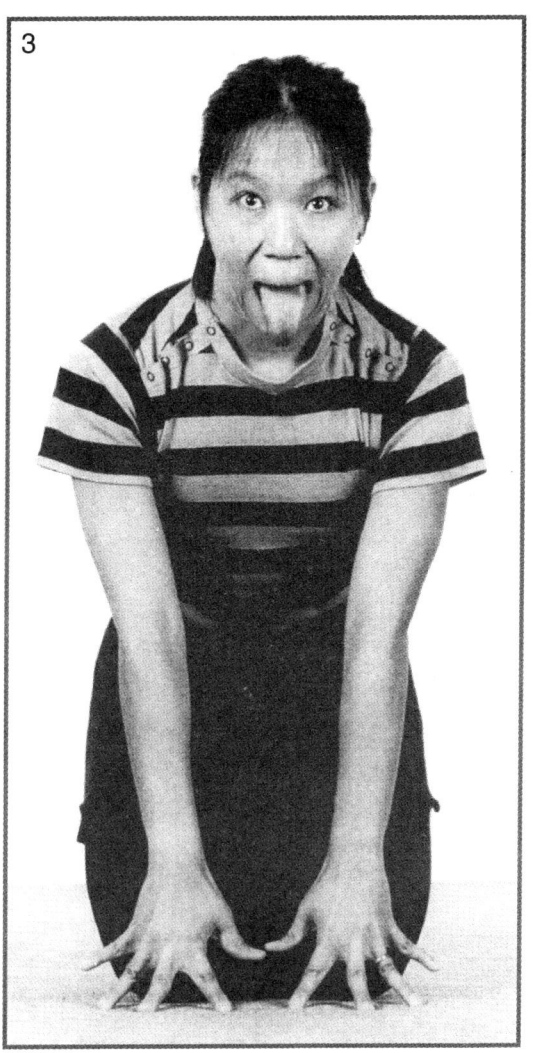

第一篇　瑜伽姿势和技法（呼吸、姿势和洁净）

瑜伽眼睛保健功（Yoga Eye Exercises）

现代生活产生了许多导致严重眼睛紧张和劳损的职业和行业。这又导致了视力衰弱的人日益增多。最常见的问题是近视眼，这是长期学习、打电脑或者常在很差的照明下阅读等原因所造成的一种情况。但普遍受害于近视眼及其他眼病的不仅仅有学生和学者，还有装配线上的工人、电子产品技术人员、手工业工匠和师傅以及许多其他职业的人士。此外，还有许多人苦于并非由工作引起的视力不良症。

无疑，以下的眼睛保健练习不仅会受到上述人们的欢迎，而且也会受到那些并没有眼睛毛病而只想保护自己已有良好视力的人们的欢迎。

所有以下练习都应该以一种舒适放松的坐姿来做。

功法

A. 近距离聚集（Close Range Focusing）

- 大大地睁开双眼（图1）。
- 把眼珠滚向眼眶的顶部。
- 然后聚焦（注视）在两眉之间的中点上（图2）。
- 有规律地呼吸，两眼聚焦在这一点上保持15秒钟之

第一篇 瑜伽姿势和技法（呼吸、姿势和洁净）

久，或保持到双眼开始感到疲劳的时候，这两种情况随便哪一种先出现都可以。

- 然后，将你的双眼转至普通焦点上，休息 10~15 秒钟。
- 现在，又将两眼聚焦于鼻尖上 15 秒钟，或到疲倦时（再次，这两种情况随便哪一种先出现都可以，见图 3）。
- 回复普通焦点上，休息 10~15 秒钟。
- 然后重做 1 次。

B. 眼侧视（Sideward Eye swing）

- 先向前直视（图 1）。
- 将两眼尽量向右边转，保持 10 秒钟（图 2）。
- 现在再向前看 5 秒钟。
- 然后尽量将双眼转向左边，保持这样左侧凝视 10 秒钟（图 3）。
- 再向前直视，休息 5 秒钟。
- 然后，每边再做两次。

C. 四位置眼转动（Four Position Eye Roll）

- 将眼睑尽量睁大（图 1）。
- 将眼球尽量向顶上转，保持 1 秒钟（图 2）。
- 然后将双眼尽量转向极右边，保持 1 秒钟（图 3）。
- 然后将双眼尽量转向眼眶的底部，也是保持 1 秒钟（图 4）。
- 然后将你的双眼转到极左边，也是保持 1 秒钟（图 5）。
- 然后将你的双眼转向顶上（图 2）。
- 这就构成了一次完全的转动或圆圈。做 10 次这样的

157

转动，然后反方向再做 10 次。

请注意：重要的是每将眼睛转到四个位置之一时都要停 1 秒钟。那些把眼转动练习当成一个连续动作来做的人往往倾向于变得贪懒而取巧，往往忽视让眼球肌肉得到最大程度的锻炼。为了得到最大益处，不要走捷径。当你将双眼从一个位置转向另一个位置时，要向上、左、右、下四个方向做最大程度的转动。

D. 快速变焦练习（Rapid Focus Drill）

- 这个练习最好是在户外或窗前做，以便你能够首先聚焦在至少 50 英码以外的某一对象上，这对象可以是一棵树、一幢建筑物、一部停置的汽车或随便什么。*
- 尽快把双眼聚焦于远处景物（越远越好）之上（图 1），然后立即将眼光收回，用双眼凝视鼻尖（图 2）。
- 现在又快速地在远方景物上聚焦，然后转向鼻尖上。
- 在远、近两视物之间做前后快速连续聚焦练习。
- 每一视物上聚焦 10 次，然后休息 30 秒钟，再做一遍（每视物聚焦 10 次）练习。
- 有时候，西方的眼科医生给人们推荐这个练习的一种变体。手里拿支铅笔或钢笔，把手臂伸直，用心注视写字的笔尖（图 3）。慢慢把这支笔拿向你的脸，越来越近。拿到鼻子前（图 4），然后又慢慢将它移到一臂之遥。

---

* 如果不可能做到坐在户外或窗前，可以聚焦（注视）房子内最远一角的某一事物。

第一篇　瑜伽姿势和技法（呼吸、姿势和洁净）

保健效益

瑜伽眼睛保健操有助于使眼球的紧张得到舒缓，疲倦得到解除，使眼睛各条肌肉增强并充满精力，并保持人的正常视力，从而有助于避免对眼镜愈来愈需要的倾向，特别是年轻时的这种倾向。经常练习这个姿势会使许多视力缺陷，特别是近视眼，得到改善，有时甚至还完全痊愈。

近视眼往往是由阅读过勤以及其他需要经常不断地使双眼聚焦在很近的物体上的活动所造成的。随着双眼慢慢习惯于经常聚焦在近物之上，它们就渐渐形成这一特殊的习惯，逐渐失去了原有的聚焦在远处事物的能力。这个练习会扭转这个倾向，训练眼睛再次聚焦在远处事物并看清楚它们的能力。

瑜伽眼睛保健操对于改善远视眼和其他视力缺陷也一样有保健疗效。

警告

患有青光眼、白内障等眼疾者，在做这些练习之前应先咨询医生。

瑜伽——气功与冥想（精选版）

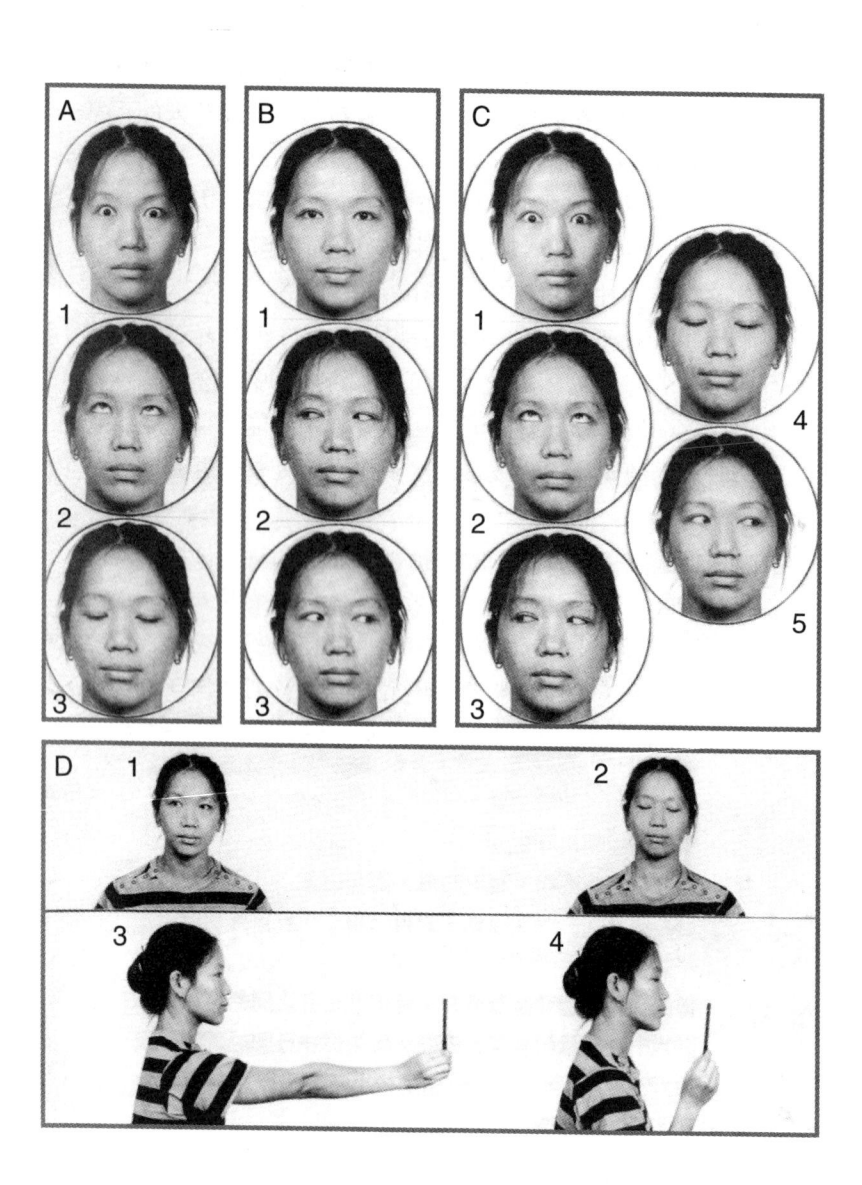

第一篇 瑜伽姿势和技法（呼吸、姿势和洁净）

第十一节 放松术和冥想坐姿

仰卧放松功（Shavasana）

通常总是在日常瑜伽姿势锻炼程序之前和之后做一两分钟这个仰卧放松功。有时在冥想练习中也使用这个姿势。它也可以作为冥想姿势之一来使用。它也很适宜于在就寝之前做。其实它的确是理想的睡姿。

功法
- 背贴地仰卧。
- 两臂放在身体两侧，把掌心转为向上。
- 让两脚自然地放落地上。不要试图有意将两脚指向某方向，或使两脚靠拢（见插图）。
- 闭上双眼，放松全身。
- 平静而自然地呼吸。
- 意守自己的呼吸。每次吸气，对自己说："我自觉到自己在吸气。"每次呼气，对自己说："我自觉到自己在呼气。"
- 当你练习各种瑜伽姿势时，每两种姿势之间都可以做 10~60 秒钟这个练习。但是，如果你在日间感到疲劳或精力不支，也可以做 10 分钟到 1 小时这个练习。

保健效益

苦于现代烦嚣生活的人们会觉得这仰卧放松功是一个非常令人感到舒顺的姿势。它把人的呼吸放慢到成为一股畅顺而有节奏的气流。使神经紧张得到消除，心灵得以安宁，并可恢复全身的能量，使内心产生平和的感觉。因此，仰卧放松功是治愈紧张、神经衰弱和失眠症的一个极好的方法。

对于医疗一些其他疾病，包括哮喘、糖尿病、消化不良、风湿腰痛和月经不规则现象，它也是有益的。

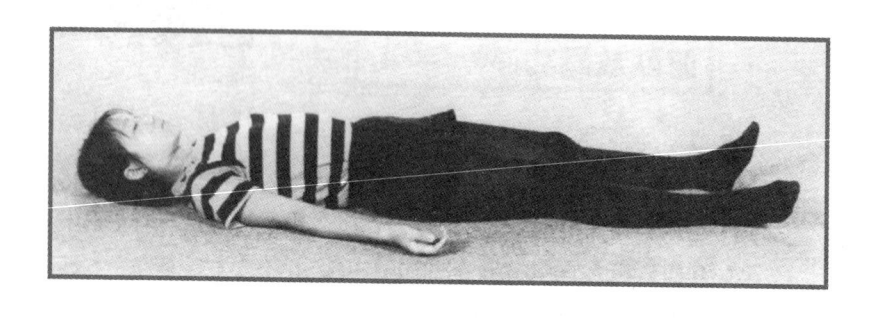

第一篇　瑜伽姿势和技法（呼吸、姿势和洁净）

简易坐（Sukhasana）

简易坐是初学者最理想和最适合的瑜伽冥想姿势。

功法
- 坐在地上，两腿向前伸直（图1）。
- 弯起右小腿，把右脚放在左大腿之下（图2）。
- 弯起左小腿，把左脚放在右大腿之下。
- 把双手放在两膝之上。
- 你的头、颈和躯干都应该保持在一条直线上，而毫无弯曲之处（图3）。

保健效益

简易坐帮助加强两髋、两膝、两踝，补养和加强神经系统，帮助减轻和消除风湿和关节炎。

瑜伽——气功与冥想（精选版）

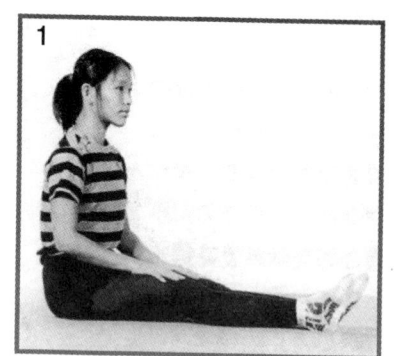

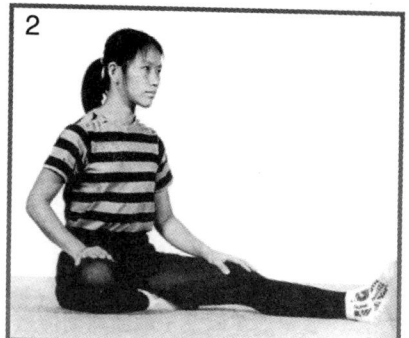

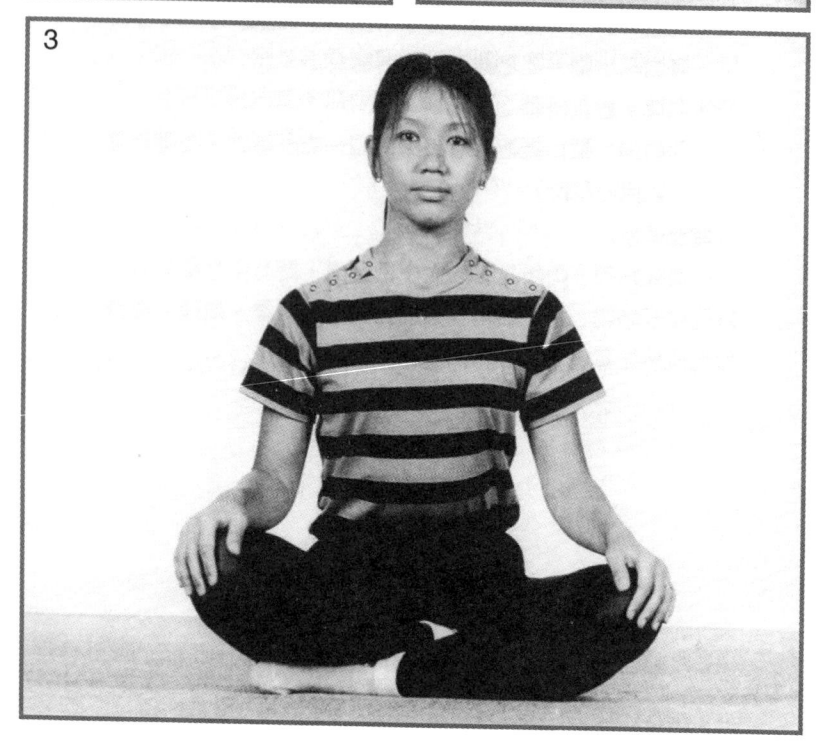

第一篇 瑜伽姿势和技法（呼吸、姿势和洁净）

雷电坐（Vajrasana）

功法
- 两膝跪地，两小腿胫骨和两脚脚背平放地面。
- 两膝靠拢。两个大脚趾互相交叉，使两脚跟向外指（图1、图2）。
- 伸直背部，将臀部放落在两脚内侧，在两个分离的脚跟之间（图3）。

保健效益

雷电坐是一个极优良的冥想姿势，特别是对于患有坐骨神经痛、骶骨感染或类似病患而感到难以做到或不可能做到其他冥想姿势的人们更是如此。雷电坐有助于使心态和平宁静。特别是在饭后练5或10分钟，它是促进整个消化系统功能的极好姿势。同样，练这个姿势还能治好胃溃疡、胃酸过多和其他胃部不适毛病。

雷电坐也和其他冥想姿势一样，减少并放慢下半身的血液流通。此外，它还按摩连通生殖器的神经纤维，并对睾丸因血流过盛而胀大的男人有益。它有助于防止疝气发作，而且由于它对骨盆肌肉有伸张作用，所以是一种非常有帮助的产前练习。

警告

膝盖有伤者不能练习此式。

瑜伽——气功与冥想（精选版）

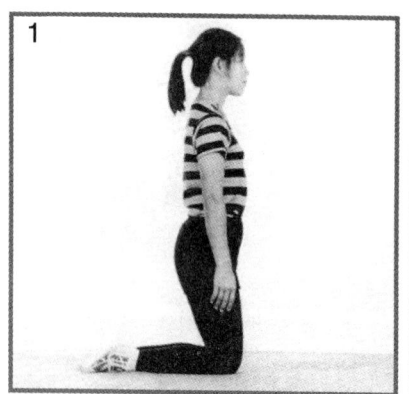

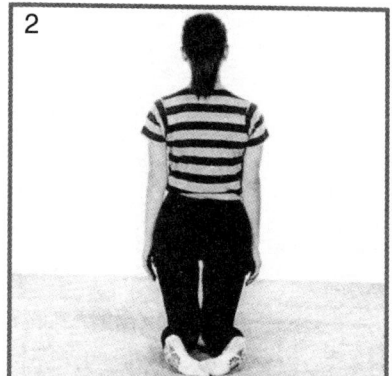

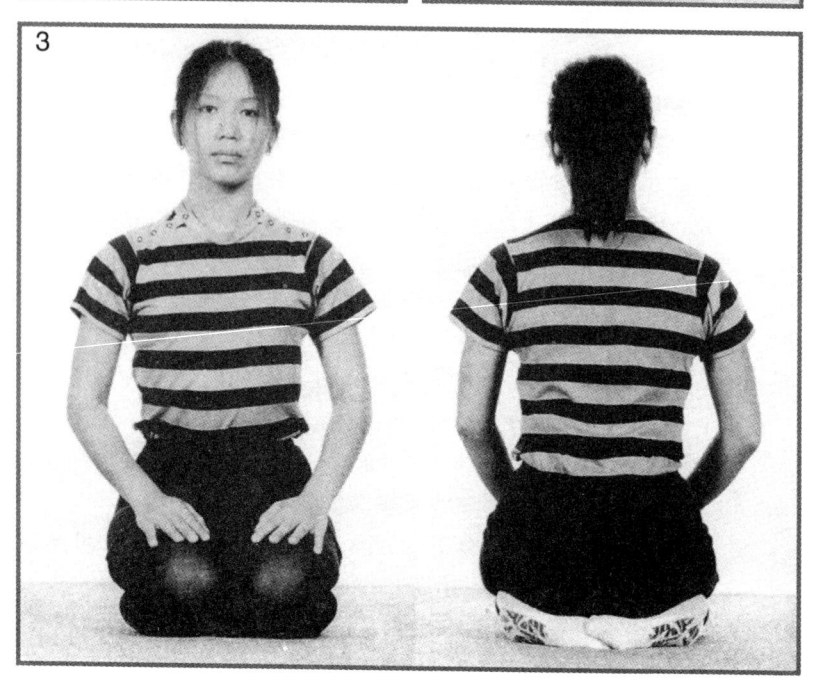

第一篇 瑜伽姿势和技法（呼吸、姿势和洁净）

第四章 瑜伽洁净法

导 言

从技术上说，"哈他"瑜伽（"Hatha" yoga）是指五种主要用以清除人体中的杂质和毒素（以便继而修炼更高级瑜伽）的技法，以及一种增强集中注意能力的技法。所有这些技法合称"六业"（梵文 SHATKARMA）。

"哈他"瑜伽师说，如果想修炼瑜伽有进步，那么，修习"六业"技法是必不可少的。也有一些瑜伽师说，这些技法并非绝不可少。本书作者的看法是：这六种技法肯定是有用和有益的。但是，我们也认为：在达到瑜伽至善境界方面，它们并不是极为关键的。

六种哈他瑜伽技法如下：

一、"涅悌"法（梵文 Neti）。清理鼻子通道。

二、"道悌"法（梵文 Dhauti）。清理进食通道——从口到肛门。也包括清理两耳、牙齿、舌头，等等。

三、"瑙力"法（梵文 Nauli）。加强和按摩腹部肌肉。

四、"巴斯蒂"法（梵文 Basti）。清理和增强大肠。

五、"卡帕尔·巴悌"法（梵文 Kapal Bhati）。内气和鼻窦的洁净法。

六、"特拉他卡"法（梵文 Trataka，一点凝视法）。这不是一种洁净技法，而是一种冥想前预备技法，能帮助人发展其集中注意的能力（以及发展他的视力）。

在这六种技法中，我们认为最有用的是清洁鼻腔的涅悌法。本章中详细介绍了如何练习这项古老的鼻腔洁净技法。其他五种技法详见《瑜伽——气功与冥想》。

"涅悌"（Neti）

这是一种奇妙的技法。居住在空气受到污染地区的人们每天做这个简单技法会获益不浅。它有多种不同的做法。下面的做法是简单而有效的*。

开始

一、取一杯纯净的温水，加入一撮盐（半公升水约加一茶匙盐——可按个人的敏感程度决定或多或少）。一定要让盐分完全溶解。

二、将两手彻底洗干净。

三、最好先用水和手指清洗鼻孔，这会防止滞留在鼻孔中的污染物质在吸入水时进入鼻窦里。

四、要清洁你的右鼻孔通道，可将右手卷成杯状，倒入一些盐水（图1）。

五、略向前倾，把右手举到右鼻孔前。

---

* 涅悌壶的购买很方便，使这个技法做起来更为容易。您可以登录我们的网站 www.huilanyujia.com 购买并阅读相关的做法指导

第一篇 瑜伽姿势和技法（呼吸、姿势和洁净）

六、用你的小指、无名指（或者还用中指）按着左鼻孔，把它闭住，同时把右鼻孔浸到盐水中，准备吸入盐水（图2）。

七、轻柔地把水吸入右鼻孔。

八、把水保持在鼻孔中，但不再吸水了，慢慢把头向后方仰起，让水流过鼻孔进入口部（图3）。

注意：要小心，在停止吸水后，才把头向后仰，不然的话，水就会进入肺部，你就会开始咳嗽。吸入量以你所吸入的水不会流出鼻孔为准。

九、吐出口里的盐水。

十、用另一只手对左鼻孔做同样的动作。

每个鼻孔做 2~5 次，按具体情况而定。

清除鼻孔的水分：为了把水分尽量放出鼻孔外，跟着可做双角式（Dwikonasana）。头向下垂，保持这个姿势约30秒钟。

在保持双角式姿势时，轻轻用鼻孔喷气几次。

挺直身子站立。

当你挺直身子站立时，可能有水从鼻孔里流出来。

然后，盖住左鼻孔，用右鼻孔轻轻地呼气（目的在于排出鼻孔里剩余的水）。

然后用左鼻孔做同样的练习。

然后放开两个鼻孔做这个练习。

什么时候做这个练习

按空气的干净与不洁程度以及你鼻窦状况如何每天做 1~3 次，早上、中午、晚间各一次。最好是在家里做，以及出门之前至少 15 分钟做，因为你的鼻窦在做过之后可能会淌一阵子水。此外，如果是晚上做，最好在睡前一小时，否则的话，要是整个晚上鼻孔都在淌水，就会影响睡眠了。

瑜伽——气功与冥想（精选版）

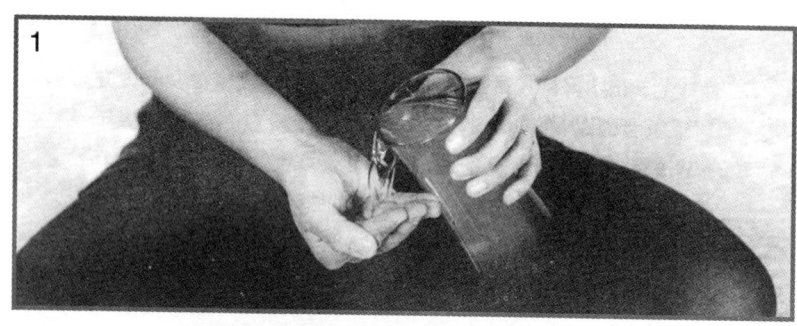

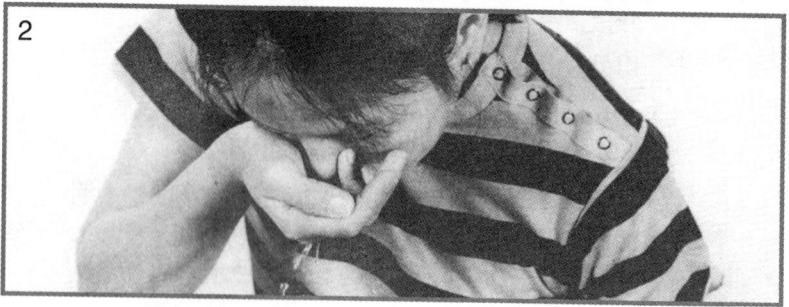

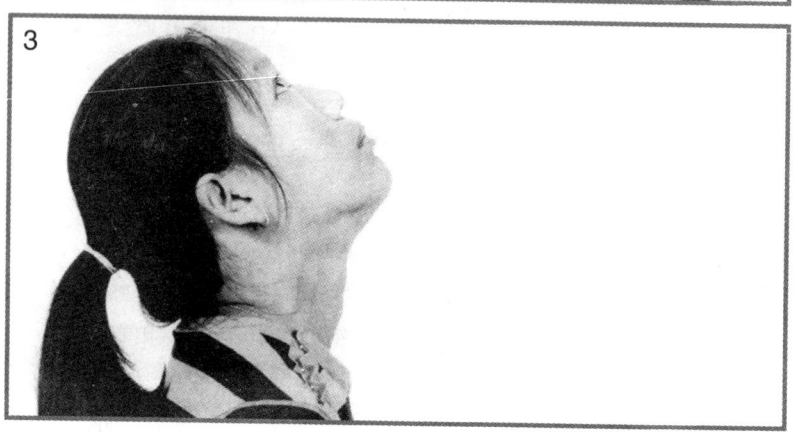

第一篇 瑜伽姿势和技法（呼吸、姿势和洁净）

注意

开始时，两个鼻孔也许稍有呛痛的感觉。这也许是因为鼻孔不习惯有水通过它们。做几次之后，呛痛的感觉就会消失。但做得不得当也会引起呛痛。请参阅下面警告部分。

益处

这个技法清除鼻孔通道的污染和充满细菌的黏液（鼻涕）。每天都练它就能防止和医治各种各样鼻窦和鼻腔问题。还能帮助人更快治好感冒和感冒的后遗影响。有一次，本书作者之一患了很难受的鼻窦性头痛。有的医生甚至建议手术治疗！但是只练了七天这个技法之后，问题完全解决了，而且由于把这项技法作为每天洁身程序中的一个常规部分来练，以后再也不发生这个问题了。练习这个技法还有助于防止和治愈耳、眼、喉疾病。

警告

这不是一项困难的技法，但必须小心地做。在把水吸入鼻孔时，要小心不要吸得太猛烈。这会引起不必要的呛痛。还有，小心不要把水吸进肺部。此外，一定要让盐在水里完全溶解才能使用——显然，只能用洁净得可以饮用和毫无渣滓的水。当然，在弄干鼻孔时，不要呼气呼得太用力，否则会引起损伤。鼻子常爱出血的人不要做这个练习。

如有任何不明之处，请登录我们的网站 www.huilanyujia.com 观看练习涅悌的视频。有其他疑问，可通过新浪微博等媒体账号咨询我们的联络人员或老师。

第五章 结语

虽然瑜伽姿势练习能对人体疾病产生医治效果，特别是瑜伽姿势练习具有维持身体最佳健康状态的效用，但这些练习显然不会使你的身体变得坚不可摧。

某个流派健身术的一些骗子可能试图利用世人求得永恒而完美的健康的愿望，但是，一位真正的瑜伽教师则不是这样的骗子。一位真正的瑜伽士对于自欺欺人是不感兴趣的。

因此，让我们在这里做到真正诚实无欺：你可能患上某种疾病，而由于某个原因，即使你从事瑜伽练习，这种疾病也是医治不好的；或者，你可能经常做瑜伽练习，然而你仍然会成为某种身体疾病的受害者。而且，你的身体毫无疑问在适当时日总会由于这样或那样的原因而最终毁灭的。

当然，对于怀着肉身不死的希望来练瑜伽的人们来说，上面这个消息可能使他们感到失望。但是，从真正瑜伽士的观点看，这种希望肉身不死的想法是徒然而毫无必要的空想。

真正的瑜伽士做瑜伽练习等等目的只在于求得尽可能良好的健康。但是，由于他们不怕死，他们并不梦想肉身不死——他们练瑜伽甚至不是为了获得极长的寿命。他们主要兴趣在于享有意义深刻和富有成果的人生，而不仅是长寿。

第二篇

瑜伽冥想

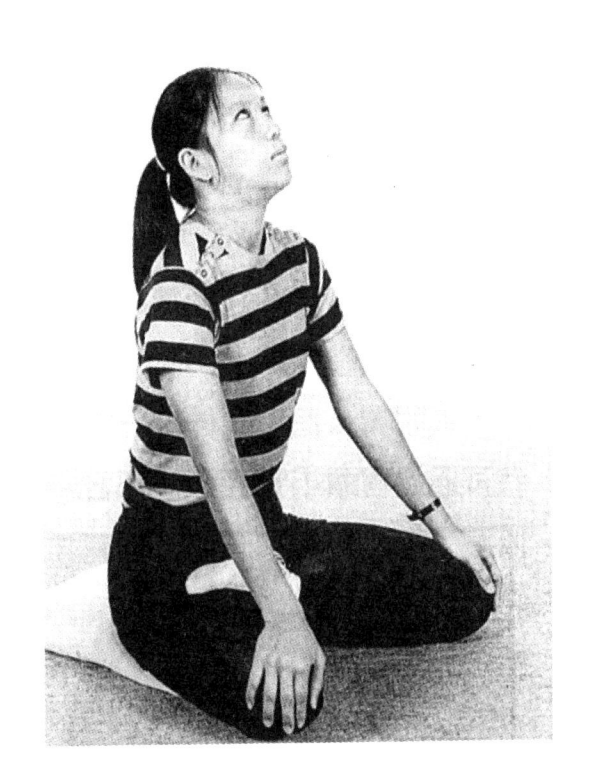

第六章　瑜伽冥想的目的

瑜伽冥想术的目的在于获致内心和平与安宁。然而实际上远不止此。瑜伽冥想术的目的是达致无限的精神之爱、欢乐、幸福和智慧。在《薄伽梵歌》一书中，克尔史那（Krsna）说：

> 当一个人由于修炼瑜伽而使其心意完全脱离物质性的心理活动时，这么一种瑜伽修炼的至善阶段就叫作入定或三昧境界（Samadhi）。在这种欢乐状态中，人就处身在无限的超然幸福里，并通过各种超然的感官而自得其乐。确定这种状态之后，人就再也不会离开真理，而一旦获得这种成就，他就会认为：没有什么能够比这收益更大的了。
>
> ——《薄伽梵歌》第六章第二十至二十三颂

我们大家都想快乐幸福。这是极为自然的。有些人错误地认为：习瑜伽者不要或不关心幸福或快乐。习瑜伽者是要幸福快乐的。在这方面，习瑜伽者和别人完全无异。但习瑜伽者在谋求幸福上更为合乎科学得多。他分析过：幸福可以在哪里找到，在哪里找不到；或者更确切地说，他分析过：哪里找得到多少幸福，而在别的某处，找到的幸福又是怎样地多得多。

习瑜伽者的结论是：大多数人在追求幸福中到头来反而

落得痛苦不幸。

瑜伽师说，原因在于愚昧无知。如果不说是大多数人，确实有许多人试图寻求幸福的方法全是尽量多地谋求感官上的快乐感受。但是，就算是那些极为富裕、因而物质感官享受设施应有尽有的人们也还是痛苦不幸的。事实上，这样的富人往往比那些不那么富裕的人还要痛苦不幸些。

瑜伽师根据他对别人的这些观察心得，以及科学地观察自己从感官享受中得到或没有得到的那些真正而又持久的幸福快乐究竟有多少分量，他就合乎逻辑地判断：从令人愉快的感官经验中获得的幸福分量极为有限。这种幸福极为浅薄，瞬息消逝。

正如对于一个在沙漠中受着酷热煎熬而濒临死亡边缘的人来说，一两滴水无法解除他的干渴一样，同样地，从感官享受中获得的极度有限的幸福是不可能令人感到满足的。

而且瑜伽师还观察到：为了争取这一点点分量极为有限的所谓幸福——实际上根本不是什么真正的幸福——人们还得经历如此多的忧患、哀伤等等。换言之，不仅感官享受不能令人满足，而且，如果人们把实现这样的感官享受认作自己的人生目标的话，他就会受到忧虑、愤怒、懊恼失意等等的百般折磨。这样一名享乐主义者是在为了这么微小的一点东西而付出巨大代价。他从自己感官享受中获得的细微分量的幸福完全是得不偿失——真的，为追求这种幸福所引起的痛苦不幸已经把这丁点幸福给抵消了。

享乐主义者总是时刻忧心忡忡。他的忧虑起码有五种直接原因。第一，他害怕得不到自己想得到的东西。为了从事感官享乐，他需要获得感官享乐的各种对象（事物）。无论他得到了多少，他的欲望总是永远无法满足，即总是感到空虚，因此，他总是要求更多的东西，得寸进尺。换言之，他总是担心所得不够。他还老是担心自己会得不到所追求的新"事物"。

享乐主义者忧心忡忡的第二个原因是追求意中物却屡次失败不可得。这就引起懊恼失意与愤懑心情。

享乐主义者忧心忡忡的第三个原因是他害怕失去他已拥有的感官享乐的事物。这还包括（但不只限于）他对自己死亡的下意识的恐惧，因为在死亡时他所拥有和眷恋执著的一切都会失去。这样一个享乐主义者总是时刻都充满极度惊惶恐惧的心情。

享乐主义者忧心忡忡的第四个原因是他知道，尽管他成功地获得了人生中的各种感官享乐，却还是得不到满足。这使他感到自己的生命是虚度了，缺乏人生的目的——可是，他还不愿意承认这一点，或者对此采取什么措施，于是，他继续试图说服自己和他人相信：自己是幸福的。

享乐主义者老是忧心忡忡的第五个原因是他失去某些原已拥有的东西。人的一生自始至终总有一些他拥有的事物不断地被盗、遗失、损坏等等。因此，眷恋着这样一些所有物的人就接二连三地体验到恶劣、痛苦的心情。

忧虑自然还表现为以下各种情形，或直接引起这些情形：愤怒、懊恼失意、嫉妒、混乱迷惘、说慌、欺骗、偷盗等等，有时甚至还引起狂暴的行为。

这种忧虑及有关的各种情绪（愤怒、嫉妒、恐惧等等）也会带来种种身体问题和疾病。从消化功能失调到高血压及心脏病等等许多疾病和不适，其根源都可以追溯到一个人潜在的忧虑、紧张、愤怒、恐惧等等上面。

此外，人们还认为，这种内心的痛苦和混乱正是使人们转向诸如毒品和酒精一类摧残身心的事物的主要原因。自杀差不多总是内心痛苦的结果，这当然是毋庸置疑的。因此，瑜伽师清楚地认识到：要在物质感官享乐中寻求幸福和满足的企图不会导致幸福，而只会导致内部与外部、精神与肉体的痛苦。

一个有智慧的人不去参与那痛苦的源泉，这痛苦之源是由于与物质感知接触而形成的。昆悌（Kunti）的儿子啊，这样的欢乐有始也有终，因此，智者不以此为乐。

——《薄伽梵歌》第五章第二十二颂

获取真快乐的秘诀

瑜伽师结论说：为了得到真正的幸福快乐，人就必须摆脱种种物质欲望，并从而摆脱一切与物质欲望相联系的愤怒、忧虑等等。

如果一个人在放弃目前这具躯体以前，就能够按捺得住种种物质感官的怂恿，并且能遏制住欲望与愤怒的力量的话，他就成为一个瑜伽师，而且在现世中也得到幸福。

——《薄伽梵歌》第五章第二十三颂

并不是瑜伽师对幸福快乐不感兴趣。他是感兴趣的。但他明白到：真正的幸福是在内里的——真正的幸福是品尝到内心和平、智慧和精神之爱的蜜露。

当一个人内心幸福，内心积极活跃，内心欢欣鼓舞、一片光明，那么实际上他就是完美至善的神异术士了。

——《薄伽梵歌》第五章第二十四颂

物质欲望藏寓在心性中。因此，要征服种种物质欲望，即欲念，人们就必须征服心意。人们必须成为心意的主人，而不是成为心意的奴隶。由于心意是各种感官的君主，要征服心意或要成为心意的控制者，就是要成为一切感官的主人。一个成了心意的主人的人，梵文就叫"戈斯瓦米"(go-swami)。

凡是想认识瑜伽或修炼瑜伽有所成就的人都应该理解梵语词"戈斯瓦米"及其反义词"戈达斯"(godas)。梵语词"戈"(go)的意思是感官（包括心意和藏寓在心性中的各种欲念），"达斯"(das)的意思是奴仆。因此，"戈达斯"的意思是各种感官的奴仆。"斯瓦米"(swami)的意思是主人。因此，"戈斯瓦米"的意思是各种感官的主人。

做一名习瑜伽者就是要做一名戈斯瓦米。一个"戈达斯"决不是什么瑜伽师，哪怕他自封为瑜伽师也罢。

当一个人摒弃了一切物质欲望，他既不为物质享乐而奔忙，也不从事于追求成果的活动时，就可以说已经达到瑜伽境界。

——《薄伽梵歌》第六章第四颂

当习瑜伽者通过修炼瑜伽来制约自己的内心活动，并进入了超然存在的境界（Transcendence）——彻底清除了一切物质欲念——就可以说，他已到达了瑜伽的境界。

——《薄伽梵歌》第六章第十八颂

这样一个戈斯瓦米，即心意与各感官的控制者，也称为一名王瑜伽师（raja、yogi）。梵语"拉扎"(raja)的意思是国王、君主。心意是各种感官的君王。如果你控制了心意，那你也就控制了所有其他的感官。如果你控制了心意这一个君王，那么你也就成了君王，即心意和各感官的君王了。

要成为一名王瑜伽师或戈斯瓦米，也就是要实现入定（Samadhi）境界——而这就是获得解脱。这就是一切瑜伽师的结论。

而实现的途径就是瑜伽冥想。

一切真实无讹的瑜伽冥想术的最终目的都在于把人引导到解脱的境界。一名习瑜伽者通过瑜伽冥想来制服心意，并超脱物质欲念，感受到和原始之始（The Original Cause）直接沟通。这给他以人所能有的最高幸福。

瑜伽冥想自然也对人的身体健康产生非常积极的影响。就连一名初学的瑜伽冥想者由于内心更为平静，也会感到自己少一点紧张、怒气等等。这顺次又意味着他较少可能患上那许多由紧张与忧虑引起的疾病。在某个意义上说，由于人的免疫系统是和人的心态紧密相连的，可以说，瑜伽冥想是最强有力的预防性医药。

瑜伽冥想练习者也更能做到放弃那些对其健康极有摧残力的坏习惯，如饮酒、吸烟、吸毒、不正当的性行为等等。这样的瑜伽冥想练习者搞出最为残害身体的行为——自杀的可能性就更小了。

习瑜伽者深信：瑜伽冥想是确保身体与精神两方面都健康的关键方法。

第七章　如何从物质困态中获得解脱

克服愚昧无知、激情和善良三态影响的重要性

为了更多地认识克服物质欲念的瑜伽冥想方法，你就必须很好地掌握古代瑜伽关于物质自然界三种状态的传统概念，即愚昧无知、激情和善良（尽管你可能不赞同这些概念）。

根据瑜伽师们的说法，自我，即人，由于受到自然界三种状态的蒙蔽，所以是受控制、受支配的。如果一个人处于愚昧无知状态的影响、支配下，就会希望获得某一特定类型的感官享受——例如，他可能想睡眠或被麻醉。另一方面，如果一个人处于激情状态的影响支配下，他可能要做性的享乐。而如果他是处于善良状态的影响支配下，他可能要享受在公园或农村度过和平宁静的一天。因此，在所有这些情况下，人的欲念的性质是由物质自然界中哪一种影响、支配着他的状态（愚昧无知、激情或善良）来决定的。

按瑜伽师的看法，只要一个人仍然是受到物质自然界的三种状态，即愚昧无知、激情和善良的支配，他就不是自由的——还没有从物质欲念的羁绊中解脱出来。要从物质欲念中解脱出来，他就必须超脱自然界这三种状态的影响。

第二篇 瑜伽冥想

按瑜伽师们的看法，每一个人都被愚昧无知、激情和善良所蒙蔽着。可是，在任何特定时刻这三者中总有一种占着主要地位。例如，一天的某一时刻，一个人有可能受愚昧无知状态的影响多于受激情或善良状态的影响。而在另一个时刻，他就更多地处于激情状态的影响下。因此，虽然这三者经常总是有点活跃，但在特定时刻，总有一种或另一种状态是主要的状态。克尔史那在《薄伽梵歌》里说：

> 婆罗多族的儿子啊，有时候，激情状态盛极一时，就把善良状态克制下去了；有时候，善良状态比激情状态更强大；而另一些时候，愚昧无知的状态又占统治地位，压倒了善良和激情状态。这么一来，物质自然界这三种状态之间总存在着谋求最高统治地位的竞争。
> ——《薄伽梵歌》，第十四章第十颂

《薄伽梵歌》一书也曾透彻地描述过自然界这三种状态的特点。据说，愚昧无知（梵文 tamas，音译塔玛斯）是最低下和最坏的。

> 婆罗多族的儿子啊，愚昧无知引起了一切生灵的幻觉妄想。这种状态的结果是疯狂、懒惰和睡眠，这些结果束缚住受制约的自我。
> ——《薄伽梵歌》，第十四章第八颂

> 俱卢（Kuru）族的儿子啊，当愚昧无知状态有了增长时，疯狂、幻觉妄想、怠惰和黑暗就都表现出来了。
> ——《薄伽梵歌》，第十四章第十三颂

人们认为，处于激情状态的影响下是一种比处于愚昧无知状态影响下更高的境界。然而《薄伽梵歌》说得清楚，处于激情状态影响下确实是不足取的：

昆悌（Kunti）的儿子啊，激情状态是从无限制的欲念和渴望中产生出来的，正是由于这个原因，人们才被限制在追求物质成果的活动中啊。

——《薄伽梵歌》，第十四章第七颂

婆罗多族的首长啊，当激情状态有了增长时，重大执著、不可控制的欲念、追求和紧张的努力的种种征象也就都表现出来、发展起来了。

——《薄伽梵歌》，第十四章第十二颂

处于善良状态的影响下比处于愚昧无知和激情这两种状态的影响下无限优越。《薄伽梵歌》把这点说得很清楚：

当智慧的光照亮了人体的所有门户时，人就能体验到善良状态的各种表现了。

——《薄伽梵歌》，第十四章第十一颂

无罪的人啊，善良状态由于比其他状态更纯洁，是光辉四射的，它把人从一切罪恶报应中解脱出来。处于这种状态的人们培育、发展智慧，但是他们却受到幸福这一概念的制约。

——《薄伽梵歌》，第十四章第六颂

从《薄伽梵歌》这一则论述来看，人们可能奇怪：瑜伽师为什么要超越善良状态，或为什么认为有必要超越这种状态。答案可以在克尔史那的这段论述的最后一句话里找到。

处于善良状态的人仍然只是对自己的幸福感兴趣。换言之，虽然他的欲念，譬如说，要比处于愚昧无知或激情状态的人的欲念更纯洁些、更微妙些，但他仍然是以私己为中心的。换言之，他终极与基本的关心只在于自己的幸福——获得启发的幸福——即处于善良状态。换言之，当愚昧无知状态或激情状态而不是善良状态开始影响他的身心时，从而剥

第二篇 瑜伽冥想

夺了他从善良状态所获得的幸福时,这样的人就会感到非常难过和沮丧。他还没有超脱所有这三者的影响——对于这三种影响的自然活动,他不能够保持作为一个不受影响的、超脱的见证人的地位*。他还没有达到对整体做出爱心服务的那个台阶的高度上——因此,他并没有真正获得解脱。

(只有)当这个被禁锢在肉体中的生灵能够超越这三种状态时,他才能从出生、死亡、衰老和此三者的痛苦中解脱,而在今生也能享受甘露。

——《薄伽梵歌》,第十四章第二十颂

只有对自身幸福不感兴趣的人才能够真正幸福,这个见解,在愚昧无知的人看来,似乎是怪论,令人糊涂——但是,对于有智慧的人来说,则是合乎逻辑和容易理解的。

在《薄伽梵歌》中,阿尔朱那(Arjuna)问克尔史那说:

我亲爱的老师,从哪些征象可以知道一个人已超脱了愚昧无知、激情和善良三种状态呢?这样的人有些什么行为呢?他又是怎样超脱自然界这三种状态的呢?

——《薄伽梵歌》,第十四章第二十一颂

克尔史那回答说:

当一个人面对着启发(善良状态的影响)、眷恋执著(激情状态的影响)和幻觉(愚昧无知状态的影响)时,并不憎恨它们,而当它们消失时,也不想望它们;当一个人像一个毫无关系者那样稳坐着,处于自然界三态物质反应范围之外,他知道只有这些状态在起作用,而自己则保持坚定不移,不为所动;当他对欢乐与痛苦

---

* 在原版《瑜伽——气功与冥想》中详细讲述了如何成为心意中各种活动的沉默而超脱的见证者(请参看该书第三篇《超脱于心灵功》,功法三)。

一样看待，对一块泥土、一颗石头、一锭黄金都投以相同的眼光；他是明智的，把赞扬和诋毁同等对待；他宠辱不惊，对所谓私敌、所谓挚友一视同仁，他放弃一切仅仅旨在为他谋取私利的活动——据说，这样一个人就超越了物质自然界的三种状态了。

——《薄伽梵歌》，第十四章第二十二至二十五颂

实现瑜伽至善境界的人就是这样的人：当愚昧无知、激情或善良状态在他的身心上发挥着作用时，他意识到这种情况，但却体会到自己超脱这种影响或不为所动。这样的一个人既不对这些影响唯命是从（即不会对自己的欲念心意唯命是从）也不因为这些影响正在发挥作用而感到憎恶。他是作为一个超脱的见证人来体验这一切的。如果说，他既不把注意力放在这些影响的命令要求上，也不对这些影响唯命是从，那么，他又注意什么，听命于什么事物呢？回答是他把注意力放在自己对整体的服务上，因为他受到精神之爱的力量的鼓舞或推动，而这种力量是超越愚昧无知、激情或善良等状态而与它们迥然不同的。这样一个解脱了的瑜伽士可以比喻为一个专心致志地做自己的工作而对天气不太在意的人。可能是阳光普照的晴天（这可以比拟为善良状态），或者云霾密布的阴天（这可以比拟为激情状态），或者是雨天（这可以比拟为愚昧无知状态）。虽然他知道："啊，今天有太阳！"或者"啊，今天下雨啊！"但他仍然埋头做自己的工作。

如何达到解脱之道

瑜伽师的看法，从物质自然界三种状态的影响下获得解

脱是一个循序渐进的过程。例如，如果一个原先主要地是处于愚昧无知状态的人从事瑜伽练习和采取瑜伽生活方式，他就逐渐愈来愈多地处于激情状态下，还多少处于善良状态下。然后，随着他继续练习下去，他就会逐渐地、愈来愈多地处于善良状态的影响下，而愈少处于激情状态的影响下，甚至更少处于愚昧无知状态的影响下了。然后，他还逐步超越善良状态的影响。这样一种状态就叫作纯化了的善良状态，或超然状态，或入定（Samadhi）。

因此，一切习瑜伽者的当务之急是力图从愚昧无知和激情状态的影响下解脱出来。实现这一点的办法是愈来愈多地转而处于善良状态的影响之下。循此以往，习瑜伽者就逐步连善良状态的影响也超越了。

一个人要超越所有这三种状态，就必须首先基本上坚守住善良状态，而不是依附愚昧无知或激情状态，原因在于善良状态正是摆脱这三种状态的出发点。在获得解脱之后，无论愚昧无知、激情或善良三者哪一种活跃起来，人都始终不为所动。

因此所有瑜伽冥想练习的目的都是要使人从物质自然界的这三种状态的统治下解脱出来——先从解脱愚昧无知和激情状态开始，最后，连善良状态也解脱了。

第八章 瑜伽语音冥想

导 言

　　瑜伽语音冥想是瑜伽中最伟大的赠予。瑜伽所有的技法，个个珍贵无比，因其在身、心、灵上，都给了直接或间接上的帮助。然而在所有这些技法中最了不起，也最非凡至极的一种，当属瑜伽语音冥想。原因何在？因为世上每一个人，都真正能借着瑜伽语音冥想，实现对自我的认知，不但能，而且还是容易做到的。

　　在本书所教的各种瑜伽练习中，当属瑜伽冥想最为重要。

　　在所有的瑜伽冥想体系中，没有哪一种比得上瑜伽语音冥想的功效那么直接、久经时间考验或广为人们使用。瑜伽语音冥想不仅最简便易行，而且还是最有效的。没有资格的限定也没有任何先决条件的要求，任何人都可学习瑜伽语音冥想，然后马上就能感受到效益。

　　一个人无须练习任何别的瑜伽冥想预备功或瑜伽冥想功法，而只凭经常修炼瑜伽语音冥想，就可以从瑜伽冥想的初级阶段达到最高阶段（入定）。换言之，一个人要想修习瑜伽语音冥想获得成功，他不须成为昆达利尼瑜伽的实行者，也无须精通甚或修炼瑜伽姿势或是契合法、收束法、调息术等冥想前预备技法。

第二篇 瑜伽冥想

瑜伽语音冥想不仅效果显著，而且简便易行。无论年龄、性别、职业、教育状况等等如何，人人都可以练习。这些状况完全是无关紧要的。五岁小儿或九十岁老翁都可以练习它。无论是学生或农民、家庭主妇或工人练起来都是容易的。

从无法记忆的远古时代起，习瑜伽者就一直修习着瑜伽语音冥想术了。这些专门的吟诵语音是由无数世代师徒辗转授受，传下来的。

瑜伽语音冥想又称曼特拉（Mantra）冥想。梵语词"曼特拉"可以分为两部分，即"曼"（man）和"特拉"（tra）。"曼"的意思是"心意或心性"。"特拉"的意思是"引开去"。因此，"曼特拉"的意思是能把人的心意从其种种世俗的思想、忧虑、欲念、精神负担等等引离开去的一组特殊语音。一个人经过练习瑜伽语音冥想，就能逐渐超越愚昧无知和激情等品质，而处身在善良品质的高度上。从这个层次，瑜伽冥想更往深处发展，并逐渐演变为完美的禅，而最终步入高境界的入定状态*。

达到冥想最高境界——入定的秘诀

钵颠阇利在其所著八支分法瑜伽经中把执持、禅和入定描述为瑜伽冥想术的三个阶段。在执持阶段，冥想者的心意

---

* 瑜伽语音冥想不同于由婆罗门僧侣执行的韦陀曼特拉仪式。若要韦陀曼特拉产生效力，需要在发音、节律、语调上有专门的技术，还要配合专门的时间、地点和环境等。另一方面，要让瑜伽语音冥想的习练有效，则没有任何硬性严格的规定需要遵守，而且是人人能练。如想更多地了解两者的差异，请登录 www.huilanyujia.com。

总是倾向于从冥想注意的对象事物上游离开去。在禅阶段，冥想者的心意专注一点地保持在冥想对象事物上。这种心专一点状态的最高的完美境界就叫入定。

那些不理解真正的瑜伽冥想是什么的人会认为：一个人从执持进到禅，再而最终进到入定状态是因为他们的注意能力有了增强。但是，情况并不是这样的。

注意力对一个冥想中的人的推动作用是有限的。心意的本性是，它总是冀求一些新鲜的东西。试图凭借注意力使心意保持专注在某一对象事物上，是违反心意的能力的。这样做是困难而徒然的。这实际上也是违反瑜伽冥想术的原则的。在瑜伽冥想术中，人要经常地设法把他的心意集中在某一对象事物上，如果心意要离开此事物，他就设法逮住它，把它带回来。但这是做得极为柔和的。这并不是人们通常理解的"强行集中注意"这个说法的意思。然而即使是这样的"松动"的注意本身，对于获致瑜伽冥想术的成功来说，也是不够的。

人对某个对象事物所作的冥想要能够成功地从执持阶段发展到禅的阶段，然后最终地进入入定境界，惟一的途径是：那受到注意力集中的对象事物能够对人的意识永远地产生愈来愈大的满足和吸引的作用。换言之，冥想对象本身必须是永远新鲜的。它必须是无限的。它的深度和吸引人的各种特点必须是永无穷尽的。如果不是这样的话，那么它就不可能永远对心意产生一种新鲜感了，心意就会对这个对象事物感到厌倦。于是，它又会游离开去，到别处寻求满足了。

人总是要求得到满足。人总要求得到幸福快乐。因此，他的心意也就从一种事物跳到另一种事物上去寻求满足。一旦心意从一个事物中吸取了一切，一旦这事物变得陈旧了，那么，心意就会找寻一个新鲜的对象、一个新鲜的事物。向一个对象用力集中注意，或做松动的注意，之所以如此困难，原因就在此。心意总是很快地对一个事物产生厌倦，然后又到另一个地方去寻求满足。

一般说来，人总是在感官享受中寻求满足。但是，感官享受的本性总是：它不会给人以深刻的满足。对于心意来说，感官对象事物并不是永远新鲜的。因此，心意总是时刻都在寻求感官享受的一些新源泉、新对象。人为什么老是寻找某种"新"事物，原因就在此。这可能是一首新歌、一部新影片、一件新衬衣、一件新玩具，等等。但是当这个事物不再"新"的时候，心意在这对象中找到的吸引力就告消失。

当一个人第一次听到一首歌在无线电台上播出，确实马上爱上它——它对这人的心意是这样地有吸引力。因此他去买这张光盘。但是，头一个月把它放来听许多遍，尽量从这光盘里取得欢乐，此后，他的心意对这光盘就厌倦了，就再也不放来听了。由于这首歌失去了对心意的吸引力，心意就去寻求享乐的"新"源泉。因此，这么一来，心意总是到处蹦跳，一个接一个地寻求感官享受的源泉。

但是，瑜伽语音的情况与此相反，开始时人的心意往往并不很受瑜伽语音的吸引，但往后随着心意变得纯洁起来，每当人作为有意识的心灵/心意的观察者，就逐渐地从瑜伽语音中体会到一种深刻的满足，从而人和他的心意两者都日益受到瑜伽语音的吸引。这是瑜伽语音的独特性质。对于心意，它的吸引力会逐渐不断增长，而不是不断地减弱。

因此，比方说，一个人练瑜伽语音冥想时间愈长，他受到瑜伽语音的吸引愈大；而练得愈少，吸引力也就愈少。这就是说，在瑜伽语音冥想的始初阶段，人的心意总是相当频繁地从瑜伽语音游离到其他事物上面。这就是执持（Dharana）阶段。在这个阶段，练习者应在心意游离开去时试图逮住它，轻柔地把它带回瑜伽语音上来。但是，随着人的心意通过瑜伽语音冥想而变得更加纯洁的时候，他就会更加自发地受到瑜伽语音的吸引。随着他的心意更加纯化，就会在瑜伽语音中发现日益增加的深度和满足。他不再感到这瑜伽语音只是一种人为注意的浅薄事物。这样的人就开始在这单一的冥想对象中（即瑜伽语音中）发现深刻和具有重要意义的丰富内涵。换言之，人的意识开始自然和自发地移向瑜伽语音。而当人的意识专注一点地集中到瑜伽语音上时，这就叫作禅（Dhyana）。这种专注的最高状态就叫入定（Samadhi）。

换句话说，随着人练习瑜伽语音冥想，他的心意就逐渐变得纯洁起来。而当这样的情况发生时，人自己，即心意的观察者，就开始直接体会到与瑜伽语音结合。当心意进一步得到纯化时，人就进入禅境。当心意彻底纯化——清澈透明时，人，即纯粹的意识，就和瑜伽语音完善结合（入定）。

瑜伽语音的效果确实显著。然而遗憾的是，有一些西方人出于傲慢以及也许是某种偏见的原因，颇为轻视这种古老、久经时间考验的冥想术体系。例如，有些心理学家甚至企图用自己的词语来代替传统的瑜伽语音。他们不是教授治疗者如何练习瑜伽语音冥想，而是教他们冥想数字"一"或由某个心理学家所选择的其他一些词语。可这种做法没有成功。譬如说，接受治疗者在反复诵念数字"一"时，也许往往会进入一种温和的放松状态，但是，这种自行炮制出来的

第二篇 瑜伽冥想

"冥想"从来都无助于帮助人实现真正的制感，更不用说什么执持、禅（静虑）或入定了。此外，人们还发现修习这种自行炮制的"冥想"术的人很快就对教给他们诵念的这些语音感到厌倦。瑜伽士感兴趣的是运用几千年来确实证明有效的那些技法，而不是胡搞一套什么"新的"冥想术体系以求一时间名声大噪、哗众取宠。

如何练习瑜伽语音冥想

在学习如何练习瑜伽语音冥想时，听着瑜伽语音比光在书本上读着要有效得多。因此随书赠送 DVD 光盘一张，让你可以聆听本章所教的瑜伽语音。也欢迎你上网探访我们特别为你设计的网站，以便让你易于习练瑜伽语音冥想，并能乐在其中（www.huilanyujia.com/Meditation）*。

此外，你可以用智能手机或平板电脑扫描本章中的二维码，跟随本篇所介绍的一些冥想技法的视频来练习。

在你开始之前，这里有一些重要的提示：首先，别担心自己的嗓音是好听或难听，或音调不准而经常跑调。瑜伽语音的精神力量，不要求您有百分百的音准度，或是要有职业水准的曼妙歌声。一颗认真赤诚的心才是最重要的。

其次，你也不必为自己能否把瑜伽语音反复诵念得很完美准确而担心。瑜伽师已经肯定：即使语音诵念得不太完美准确，仍然会有好的效果。

再次，在你聆听并复述瑜伽语音时，要尽可能地把注意

---

* 作者的《冥想悠韵形神健》DVD 套装和瑜伽语音冥想音乐 CD 在各大商店的音像区均有出售。欢迎登录 www.huilanyujia.com，了解详情。

力集中在这语音上。追随已达自我认知境界的瑜伽师，试着将你的心思和意念休憩在这瑜伽语音中，这就是练习瑜伽语音冥想的真义。

1. 噢唔（Aum 或 Om）

这则瑜伽语音是"噢唔"（Aum）。在反复诵念时，这语音常常要延长来念："噢噢噢唔唔唔"（AAAUUUMMM）。习瑜伽者往往最先练习这一则瑜伽语音，以图引致心灵的宁静、和平与制感（Pratyahara，即收撤感官）。在高级修炼阶段，意守"噢唔"的冥想得到的结果是入定（Samadhi）——最常见的是非人格入定，即融汇进梵光（见第214页）之中。

做法

（1）按一种舒适的瑜伽坐姿坐定。做瑜伽呼吸（吸气颇深长，但不是深长到觉得两肩和颈部吃力）。高度注意自己的呼吸。每次吸气，都在心里对自己说："我自觉到自己正在吸气。"每次呼气，都对自己说："我自觉到自己正在呼气。"做这个呼吸练习约5次（即5次完全的呼吸），然后不停顿地接着做（2）部分的练习。

（2）继续做完全呼吸，但是每次呼气，以感到舒适为限，用最深沉的、可以听见的声音念语音"噢唔"（Aum）。你应念得响亮到足以让自己双耳听得到。这语音应念得与呼气过程一样长：噢噢噢唔唔唔（记住，你的呼气不应该是匆忙的。应该是逐渐、稳定而前后一致的。"噢唔"语音应该是延长诵念出来的，而不该是短促地冲口而出）。把注意力集中在语音上面。如果你的心意游荡到某些别的思想上，别感到不安——只要轻柔地把它引回语音上来。做这个吟诵练习约 10 次，然后不停顿地进入（3）部分的练习。

（3）继续每次呼气都以两耳可闻的声音吟诵"噢呣"语音，但现在加上每次吸气时心里诵念"噢呣"。于是，每次吸气全程都在心里对自己念"噢呣"语音，每次呼气也出声可闻地念"噢呣"。

（4）当你每次吸气心里默念"噢呣"的时候，感到你通过每一个毛孔吸入数十亿个"噢呣"音节。想象这几十亿个音节进入你整个身心的最深处，带来和平、安宁和无畏心情。每一次吸气，感到你身体每一个细胞都充满了这种和平、安静和力量。每次呼气，感到无数的"噢呣"音节把这种和平传播到整个环境——整个宇宙——以至一切生灵上去。

做（4）部分练习最少 50 次 *。

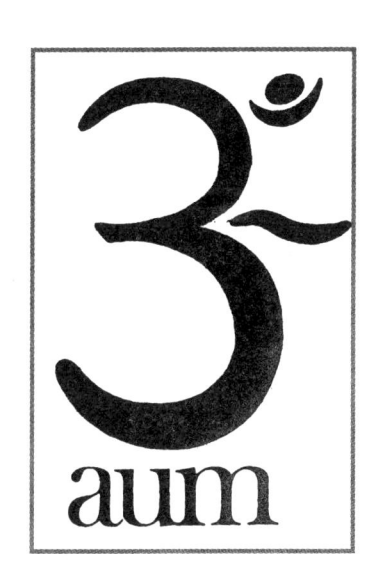

---

* 如何计算圈数请翻阅 206 页。

这个练习最多可以做到多少次并无限制。

注意：在每天这样练一个星期之后，你就可以不做阶段（1）和（2）而直接从阶段（3）开始这个练习。如果你哪天只练这一回冥想，就至少做一百次。如果你是和其他瑜伽冥想技法配合练习的话，次数就可以少一点。

2. 噢姆·哈瑞·噢姆（Aum Hari Aum）

这则瑜伽语音是"噢姆·哈瑞·噢姆"（Aum Hari Aum）。许多瑜伽师受到这则瑜伽语音的吸引强于受"噢姆"的吸引，因为它不仅帮助人实现非人格入定，而且还帮助人实现人格入定。

做法：

- 开始时，按一种舒适的瑜伽坐姿安静地坐好。
- 百分之九十地闭上双眼。
- 相当深长地呼吸。
- 高度注意每次吸气和呼气。
- 每次呼气，用可以听见的声音念诵"噢姆·哈瑞·噢姆"。
- 非常专注地听这语音。
- 每次吸气，心里对自己默念瑜伽语音"噢姆·哈瑞·噢姆"。
- 继续做这个练习至少50次。
- 如果你的心意游离开去，不注意语音，就把它轻柔地引回来。既不要强行集中注意力，也不要让你的心意毫无控制地东游西荡，散漫无归。

3. 哈里波尔·尼太-戈尔
(Haribol Nitai-Gaur)

这则瑜伽语音是"哈里波尔·尼太－戈尔"。它也可以用相反的顺序念即："尼太－戈尔·哈里波尔"（Nitai-Gaur Haribol）。这则瑜伽语音的每个组成部分向来具有以下的含义：

哈里（Hari）：壮美、吸引。

波尔（Bol）：冥想语音、说话、曼特拉（mantra）。

尼太（Nitai，梵文 nitya）：永恒、长存。

戈尔（Gaur）：金色的、光辉灿烂的、清净或纯洁的。

经常做这则瑜伽语音冥想的习瑜伽者，他的心会逐渐得到洁净而纯化，有时候也许会流下爱和幸福的眼泪或表现出其他的征象，详见 222 页 *。

做法

- 按简易坐或其他任何一种舒适的姿势坐好。两眼部分地闭合。呼吸颇为深长。每次呼气，用可听见的声音反复诵念：

哈里波尔·尼太－戈尔

尼太－戈尔·哈里波尔

---

* 当一些瑜伽师念"尼太-戈尔"（Nitai-Gaur）的时候，他们也是指 15 世纪两位著名的印度瑜伽师尼提亚南达·普拉布（Nityananda Prabhu，即尼太，Nitai）和柴坦尼亚·瓦哈普拉布（Chaitanya Mahaprabhu，由于他金色的面容，所以也称戈朗伽，Gauranga）。这两位瑜伽师以巨大影响教导世人：瑜伽语音冥想是最高级和最简易的瑜伽冥想方法。

- 念诵当中，专心凝神倾听着语音。
- 每次吸气，就在心中默念同样的瑜伽语音。
- 于是，每次呼气全程都出声诵念瑜伽语音"哈里波尔·尼太－戈尔、尼太－戈尔·哈里波尔"，而每次吸气全程，也在心里默念这则语音。
- 在诵念时，试试保持心意专注在瑜伽语音上，但是不要把这变成一种紧张的注意。换言之，当你的心游移它处时，只须把它引回语音上即可。
- 建议：至少做 50 次。最多则不限。

4. 玛丹那－莫汉那 (Madana-Mohana)

这则瑜伽语音是"玛丹那－莫汉那"。据权威瑜伽文献，原始之始其实并不是"虚无"的，而是充满了精神的爱、真、善、美等吸引人的特点，以至罗曼蒂克之爱的人格象征丘比特（Cupid，即玛丹那）本身也要受到原始之始的吸引。

做法

- 按任何一种瑜伽坐姿安坐。两眼完全闭合。
- 继续正常地呼吸。不要试图控制你的呼吸，只是高度地注意到你的呼吸。
- 每次呼气，出声地反复吟诵瑜伽语音"玛丹那－莫汉那"。一面反复诵念，一面非常专注地聆听这瑜伽语音。
- 每次吸气，心里再反复诵念这瑜伽语音"玛丹那—莫汉那"。

- 起码做50次。最多次数不限。

记住：当心意游移他处时，别感到不安或懊恼。只要轻柔和缓、不急不躁地把它引回瑜伽语音上。

5. 玛丹那-莫汉那·木哇利·哈瑞波尔 （Madana-Mohana Murari Haribol）

这则瑜伽语音是"玛丹那 - 莫汉那·木哇利·哈瑞波尔"。基本上可以说，这则语音代表了精神之爱和真、善、美及其能直入人心的迷人特性。

做法
- 开始时，按一种舒适的姿势静坐。双眼可全闭或微睁。
- 每次缓慢地呼气，反复诵念整则瑜伽语音："玛丹那 - 莫汉那·木哇利·哈瑞波尔。"
- 每次吸气，心里默念同一则瑜伽语音："玛丹那 - 莫汉那·木哇利·哈瑞波尔。"
- 至少做50次。最多次数不限。
- 注意：习瑜伽者往往在练习吟诵这一则瑜伽语音时并不和呼吸同步配合，而且往往配上自选的某种旋律来咏唱。

6. 戈帕拉·戈文达·哇玛·玛丹那-莫汉那 （Gopala Govinda Rama Madana-Mohana）

这一则瑜伽语音是"戈帕拉·戈文达·哇玛·玛丹那 - 莫汉那"。想实现人格入定的瑜伽士对这则瑜伽语音冥想特别喜爱。

做法

- 按一种舒适的姿势打坐。
- 双眼全闭或微微张开。
- 呼吸由适度转为深长，要做得缓慢而有层次。呼气的长度应与吸气长度大致相等。
- 每次吸气的全过程中，心里都对自己默默地诵念这整则语音组合："戈帕拉·戈文达·哇玛·玛丹那－莫汉那。"
- 每次呼气的全过程中，再次重复诵念同一则瑜伽语音——但是，要出声地诵念。
- 最少反复做50次。

瑜伽语音冥想术的其他练习方法

正如我们前面已经提过的那样，上述各项诵念瑜伽语音的技法，都要求把语音的诵念和呼吸同步配合一起做。这些瑜伽语音冥想技法也要求按正式瑜伽坐姿、闭目等规格进行练习。但是，瑜伽师们并不让自己的瑜伽语音冥想修炼仅仅局限于这些技法。以下简略介绍大家都可以做的瑜伽语音冥想术的几种变体。

一、不用和呼吸同步配合的练习

瑜伽语音冥想也可以无须和呼吸同步配合着练习。人们只须把心意专注到语音的吟诵上面，而对呼吸则任其自然，不加留意。有时则呼气与诵念一部分语音同时进行，有时吸气和（默）念另一部分语音同时进行。有时在呼气时兼做出声地诵念整则语音。有时让吸气短而深,而在延长的呼气过程中吟诵整则语音等等。做法可以因人而异。

二、不须严格按瑜伽姿势做

甚至可以在站立、行走、跑步、躺下等时候练习瑜伽语音冥想术。这当然意味着,你可以睁开眼睛或闭上眼睛来练习。

三、注目凝视的冥想

许多习瑜伽者在练习瑜伽语音冥想时两眼全神贯注地凝视一幅原始之始人格特征(薄伽梵)的图像。

四、咏唱瑜伽语音的冥想

瑜伽语音冥想的最流行的方法之一是咏唱瑜伽语音。所有瑜伽语音都可以用咏唱的形式来反复诵念,配上旋律、节奏、鼓掌打拍子、乐器伴奏等等,或不配上,都可以。并没有什么严格规条限定要配上哪种旋律或乐器,或限定这些瑜伽语音必须用什么汉语声调来唱诵。还有,听别人咏唱瑜伽语音冥想也能引导习瑜伽者入定。

五、群组的瑜伽语音冥想

和咏唱瑜伽语音冥想关联着的是群组瑜伽语音冥想。瑜伽语音冥想最独特的特点之一是可以和其他练习者一起练习。人们通常以为瑜伽冥想只是一种个人的孤独的练习,但是,无数世代以来,习瑜伽者除了个别地练习瑜伽语音冥想之外,也以群组的方式练习。这样的瑜伽士往往集合为或大或小一组人或一群人——无论他们是熟人、朋友或家人——作为三五好友齐聚一堂的形式来反复诵念他们的瑜伽语音。据说，这种群组形式的瑜伽语音冥想比个人的瑜伽语音冥想甚至更为有力和有效。总之，它确实有助于习瑜伽者实现全神贯注在瑜伽语音之上的目的。

这样的集会通常是不拘谨和气氛轻松的。一个人大声反复朗诵瑜伽语音，而其他人则留心地倾听。在他念了一次语音之后，其他人就用同样的音调反复诵念，等等。换言之，一个人领唱，其他人就跟着唱。

通常这种群组进行的瑜伽语音诵念是配上某种旋律来咏唱的，而且往往有乐器伴奏，但也并非总是如此。显然瑜伽语音和呼吸模式之间并没有同步配合。在这样的群组冥想会上，人们通常不太讲究自己的姿势，他们有时坐着，有时有些人站着，有些人则随着音乐摇摆或甚至击掌打拍子、舞蹈，等等。

这种舞蹈也没有什么严格的姿势，如果习瑜伽者喜欢的话，他就站起来，把身体从一边摇晃或摆动到另一边——往往是闭上眼睛的。在这样载歌载舞的过程中，习瑜伽者有时候会体验到内心有一阵阵极乐或兴奋的冲动感觉，因而可能自发地上下蹦跳、轻快滑步、旋转身躯、欢笑，等等。有时候，习瑜伽者会围成一个圆圈，大家舞蹈或晃动起来。有时候，乐手们在人圈的中央，组成圈子的人们就围着乐手团团转地舞蹈、滑步，当然，个别习瑜伽者即使在单人独处时也可以这样一边咏唱瑜伽语音，一边舞蹈、轻快滑步和蹦跳。

这样合着瑜伽语音轻歌曼舞自动地使身体得到运动，而且使深呼吸自动发生。但远不止这点，一个人还会在全身都体验到一种生气勃勃的感觉。当然也就消除了紧张和烦忧，人就体会到一种内心的幸福快乐。往往伴随这些歌舞而自发产生的欢笑也有极大的医疗效果。西方医学界的权威人士，诸如畅销书《欢笑处方》（The Laughter Prescription）的作者彼得博士（Dr. Peter），也愈加肯定欢笑的医疗价值。

显然不应把这样的群组瑜伽语音冥想当作沉闷、非常拘谨的事情看待，而应该把它当作亲友间一次热闹高兴、轻松愉快的聚会。有孩子的妇女也喜欢这样的群组冥想会，因为孩子在身边做群组冥想也极容易。带孩子的妇女通常总是感到难以找到时间来练单独的冥想。而天性喜欢和朋友们聚会好好玩一下的青年人当然会感到这种冥想形式特别有吸引力。它是一种纯正、有益的选择，可以代替跟朋友们聚会饮酒、赌钱、听黄色音乐跳舞等等不良活动。

这对于每个参与的人来说，是有益的开心事。人们常说，习瑜伽者用不着饮用或吸食有害健康和降低意识水平的致醉剂，诸如酒精或其他毒品等，来达到松弛和开心的目的，因为他们从瑜伽歌舞中获得的松弛休息与享乐要多得多了。

凡是参加或甚至只是观看这种瑜伽歌舞的人都会明白何以从远古以来，这一直成为最流行的一种瑜伽冥想形式了。这样的人也决不会有那种错误的想法，以为瑜伽是一件枯燥呆板、阴郁沉闷的事情，或者认为习瑜伽者是不喜欢开心快乐的。

关于群组冥想的最后一点说明：当人们在群组冥想集会上使用"噢唵"这个瑜伽语音时，通常总是大家一起同时念诵——没有人当领诵者。实际上，当各种各样的人不按什么先后顺序、也不做任何同步配合，一起出声反复诵念瑜伽语音"噢唵"的时候，周围整个气氛中就回响着"噢唵"这个语音，效果是很难描述的——它洪亮有力而令人非常舒畅。

虽然没有规例限定人们要怎样参加群组瑜伽语音冥想，但开始时大家先反复咏唱这个"噢唔"语音几分钟，然后，按照旋律或就着器乐来诵唱其他瑜伽语音等等，这样的安排就很好了〔不用说，"噢唔"语音是极少配上旋律或器乐来唱的，然而像簧风琴、印度悉他（Sitar）琴之类弹奏出低音乐声的乐器或别的一些弦乐器均可用于伴奏〕。

还有几点关于群组瑜伽语音冥想的说明：首先，瑜伽师并不挑选一个嗓音动听的人来做瑜伽语音的领唱人，而是挑选一个有诚心和有优良精神品质、修养造诣的人来担任。人们还可以轮流当领唱人。其次还要记住：瑜伽师常常小心谨慎，不让自己的群组冥想集会骚扰他人（例如邻居）*。

修习瑜伽语音冥想的目的

人们修习瑜伽语音冥想的目的是要和自己念出来的瑜伽语音融会一致。这就叫作禅（dhyana）。这种一致性的至善境界就是入定状态（Samadhi）。上述技法只是瑜伽师总体目的的部分内容罢了。他力图把自己融会到瑜伽语音中去。他试图使其瑜伽语音变为自己生活每一个方面的组成部分。他的呼吸、进食、散步等等全都与他的瑜伽语音冥想联系起来，也就是他把瑜伽语音引入到自己日常生活的每个角落中去。

这样做，他就逐步实现恒久性的冥想（禅，dhyana）。他

---

* 如果希望与其他学员一起练习群组瑜伽语音冥想，可登录我们的网站，获取邻近地区活动安排。

的瑜伽语音成为他的意识的组成部分。他的冥想（禅）不再只限于早上某个时刻闭目打坐了。不如说，他的冥想（禅）已经和他的生活紧密不可分离了。他生活的每一方面都和他的冥想密不可分，他的冥想也和他生活的每一方面密不可分了。

最终的情况是：这样的一个人时刻都处于入定状态中，一心一意专注在原始之始之上，无论是坐着、站着、睡着或在工作中都是这样。

进步的各个阶段

瑜伽语音冥想术的起始阶段叫作循规阶段，也叫作"清理"阶段。

在这个阶段，人遵循某些规定来练习反复诵念瑜伽语音。例如，他每天独自念一定的次数，每月参加一定次数的群组冥想，等等。

在这个阶段，习瑜伽者可能并不感到这瑜伽语音有多大吸引力。他多少有点机械地做他的瑜伽语音冥想——他对这语音实际上体会不到什么真正韵味。这个阶段可能延续或长或短的一段时间。

习瑜伽者迟早会逐渐进入另一个阶段：自发瑜伽语音冥想的阶段。在这个阶段，习瑜伽者继续用循规方式来练习他的瑜伽语音冥想，但是他开始感到有一种自发的内在吸引力，把他引向反复念诵瑜伽语音。换言之，他每日做冥想等等不只是因为他感到自己应该这样做，而是因为他真正想这样做。他已经自动地受到反复诵念瑜伽语音的吸引。

在这个自发地受到瑜伽语音吸引的阶段，可以说，真正的冥想或禅（dhyana）开始了。

有关强化瑜伽语音冥想术修习的一些建议

瑜伽语音的效力不在于专注的能力

幸好，认为冥想就是专心一意地把精神高度集中在某个对象上，这其实并非冥想的真意，而是种广泛又普遍的误解——尤其是针对瑜伽语音冥想的时候的练习。虽然，有些冥想前的预备技法，如原版《瑜伽——气功与冥想》中所教的一点凝视法或是意守某个气轮或丹田等确实需要如此专心一意才会有效，但瑜伽语音冥想的习练却并非如此，丝毫无须特意降服心意或与其角力。

想要知道如何才能有效地进行瑜伽语音冥想的修习，就得明白练习的目的究竟是什么。瑜伽语音冥想对人有益的原因，在于能够逐步净化心意思维中无可计数的污染，如嫉妒、贪婪、私欲、愤怒等等。这些污染阻绝了人们对自身真实本质的探寻和领悟，以及体验到内心深处所渴望的安宁与快乐。换言之，瑜伽语言冥想不仅是一种净化，也是一种能满足内心的精神食粮。

瑜伽语音是全然纯洁又具净化作用的。瑜伽文献和达到自我认知的瑜伽导师作了以下的瑜伽总结：

"瑜伽语音和原始之始并无分别，也就是说，瑜伽语音和原始之始在圆满、纯净和不朽之处，是完美的等同。瑜伽语音不是物质属性的声韵振动，没有任何物质污秽的玷污。"

——《葩德玛菩冉纳》

这超然语音的净化效力来自语音本身，而不在个人的专注力上。就像你在清澈透明的湖中游泳，无论你是否把注意力集中在湖水，只要你在湖中游泳，就能洁净。

让瑜伽语音随时陪伴，让它进入你的耳朵、心思、意念，停留在唇舌之上，心意就能慢慢受到净化。想要成功地修习瑜伽语音冥想，经常聆听瑜伽语音或是经常诵念瑜伽语音就行了。做到这一点，瑜伽语音本身就会慢慢助你达成预定目标。

要是你准备修习瑜伽语音冥想，应知道修炼得越多又有规律，那效果就越大；同时也应该定下自己每日所应念诵瑜伽语音次数的多寡或最低圈数。关于记下自己诵念次数的简易方法，请参阅下一章节所记述的办法。你应以每一次出声的念诵作为计算单位。心里反复默念的次数是不用计算的，因为在日间整天、甚至晚间睡觉时，这些默念的语音会（或应该）逐渐在你心头上时隐时现。还有，群组冥想会出声反复诵念，以及在白天自发出声诵念，通常都不计算次数。

换言之，一个修习者应给自己定出某一个最起码的时间，在这段时间内可以独自一人使用念珠计数法来练习瑜伽语音冥想。他可以是在步行中、可以是在打坐中、也许还可以是在乘公共汽车中，等等。主要是，他应该把自己的心意，专注一点地集中到练习上，而无须关心其他事。

关于瑜伽冥想计数的些许提示

瑜伽语音冥想和稍后要讨论的一些呼吸技法及瑜伽冥想练习，都需要数息。但是，怎样才能做到不让数息分散注意力呢？古代的瑜伽师傅设计了一种简单而有效的工具。他们用一串穿在绳上的念珠。每两颗珠子之间都打上一个结子，以方便用手指掐数。这些串了绳子的珠子就叫念珠，梵语叫"玛拉"（mala）或叫"扎帕"念珠（Japa beads）。你可以看到在玛拉的末端是一颗较大的珠子，叫作首珠（见插图 A）

为了方便你练习这个技法，我们专门发行了《冥想悠韵形神健》DVD 套装，其中有一串 27 颗的珠串，还有详细的视频示范如何操作。你也可以在我们的网店里购买到玛拉。

当你用玛拉练习时，每颗珠表示念一则瑜伽语音。修习者一面念瑜伽语音，一面用手指掐数念珠。当你念完一则，就用手指掐数下一颗念珠，同时再念一则。你手掐口读地念这则瑜伽语音。总之，当你感到手指已掐完 25 颗珠子了（换言之，就是你掐到首珠这里了），就算是一圈。

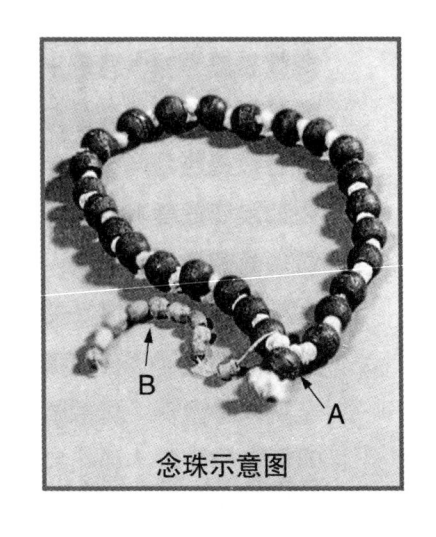

为了记下你用念珠掐完各圈（即 25 次）的总数，你可

念珠示意图

以用各种方法。瑜伽师最常用的是一串计数珠。计数珠比较小，数量也较少。每颗珠都可以从串绳的一端抹到另一端。每当完成了一圈时，你就将一颗计数珠从串绳一端抹到另一端（见插图B）。这一小串计数珠可以接在大念珠串上靠近首珠的某个地方。

习瑜伽者常常规定自己每天念若干圈数。因此，如果一个人决定每天念10圈，那么，当10颗"计数珠"全都抹了下来，他就知道自己做完了。如果一个人决定每天做20圈，那就在他把10颗计数珠全抹下来以后，每念完一圈就再把一颗计数珠推上去，这样一颗接一颗推上去。如果他决定念30圈，则把计数珠全推上去之后，他再一颗接一颗地把它们全抹下来。

许多习瑜伽者使用超过25颗珠的珠串来计算自己念瑜伽语音的次数。50颗或100颗一串的念珠就正好用。这样就可以少跟计数珠打交道，搞乱的机会也少——特别是当他决心每天念一千次以上的时候，更是这样（大多数习瑜伽者都念这个数字）。

当然，除非修习者有自己的瑜伽老师给他规定每人最少练习次数，否则每个瑜伽语音修习者都应该自行规定每天实际可行的最少次数。随着时日前进，修习者就试着逐渐提高这个最少次数。例如，开始，他主要的瑜伽语音练习是每天用25颗珠子的念珠做10圈。他应力求不低于这个数量，他应试试逐渐增加到，比如说，11圈。一个月以后，他应试试增加到每天最少12圈。然后，又加到每天13圈，等等。当他到达了经常修习计划的某一可行数字，就可以一直按此数下去，不再增加了（认真的习瑜伽者通常每日至少要做1000~3000次）。

修习者还须时时记住：最少次数仅仅是他决心不少做的次数。却不是最多的次数。如果他有时间，那他随时都应超过这最少次数——而绝不应少于此数。这叫作自律，如果要修炼瑜伽成功，自律是绝对必要的。

我们还应记得，虽然完成自己定下的最低圈数很重要，但更重要的是全心投入诵念的瑜伽语音上，而不是只在乎圈数的多寡。有的人更喜欢以时间来计数，譬如每天诵念30分钟或是1小时的瑜伽语音，而不是完成既定的圈数。

大多数修习瑜伽语音冥想术的人都在清晨做完固定圈数。然后，在整个白天碰到有机会就尽量多地做。然后，在黄昏沐浴后可以再做若干次（也可不做），晚上就寝前也可做（也可不做）。每人须按自己的情况自行安排修习计划。但最好的时间则是日出之前和日出之际。

我应该选择哪一则瑜伽语音作为每天的修炼？

有人可能有疑问：他们是否应该每日把所有这些瑜伽语音冥想技法通通都加以练习呢，还是应该在这些瑜伽语音中选一则每天固定练习？这方面并没有什么严格规定。但是，我们建议一个修习者应以一则瑜伽语音作为主要的冥想对象——尽管他也应该经常地练习其他瑜伽语音的冥想。而其他的瑜伽语音冥想，他可以计算念诵的次数，也可以不计。

本书各则瑜伽语音之中，最适于人们用作主要冥想对象的有以下三首："哈里波尔·尼太－戈尔"（此则应以循环方式反复诵念，如："哈里波尔·尼太－戈尔／尼太－戈尔·哈波尔／哈里波尔·尼太－戈尔"）。"玛丹那－莫汉那·木哇利·哈里波尔"和（或）"戈帕拉·戈文达·哇玛·玛丹那－莫汉那"。当然，如果喜欢的话，还可以选用其他几则。

第二篇 瑜伽冥想

如果一个习瑜伽者选用了以上三则瑜伽语音中的两则作为自己主要的冥想对象（两则之中，又以一则为主，另一则为辅），那么，他每天早上就可以按下面的计划进行冥想练习：首先，念"噢嗨·哈瑞·噢嗨"几分钟（不计次数）；第二，"哈里波尔·尼太 – 戈尔／尼太 – 戈尔·哈里波尔"（50次）；第三，"玛丹那 – 莫汉那·木哇利·哈里波尔"（200次），或者如果他喜欢的话，就念"戈帕拉·戈文达·哇玛·玛丹那 – 莫汉那"（200次）。

然后，在晚间，他可以再把以上这些瑜伽语音每则念若干次。如果他愿意的话，还可以做其他一些瑜伽语音，如"噢嗨""玛丹那 – 莫汉那"，等等。

一位采用了以上例为典型的修习计划的习瑜伽者，已经选好了"玛丹那 – 莫汉那·木哇利·哈里波尔"或"戈帕拉·戈文达·哇玛·玛丹那 – 莫汉那"作为他主要的冥想对象。然而，由于他也极为重视"哈里波尔·尼太 – 戈尔"这则语音，那么，这则语音也可以算是一则主要的冥想对象。

其他的提示和建议

瑜伽语音冥想的修习者应该注意不要把瑜伽语音念得太慢或太快。如果念得太慢，他的心意，就可能会左右游移。如果念得太快，他就不能够认真地倾听这则语音。有时候，当习瑜伽者感到自己念得太慢了，就应该加快；如果感到太快了，就应放慢。

关于步行的瑜伽语音冥想，有些习瑜伽者实际上宁愿在练瑜伽语音冥想时采取步行的做法。本书的两位作者发现步行和打坐结合的瑜伽语音冥想效果很好。例如，人们可以完全闭目打坐或双眼微闭地打坐 20 分钟左右，然后起立步行 20 分钟左右，然后再打坐 20 分钟，等等。

如果一个人决定练步行的瑜伽语音冥想的话，就要记住：应该选一个不太拥挤、吵闹或受到污染的地区。例如，清早时在公园里散步就是做步行瑜伽语音冥想的最好方法。这样，修习者可以走一阵坐一阵，循环做下去。主要的一点是：他应该把注意力集中在瑜伽语音上。

步行瑜伽语音冥想术不应该和有时称为步行的"气功"冥想混淆在一起。气功冥想中的步行本身是很有意造作的，而样子也显得如此。练步行气功的人看上去好像是以慢动作活动着，并且把注意力集中在步行上。步行瑜伽语音冥想却不是这种情况。在步行瑜伽语音冥想中，修习者始终把注意力集中在瑜伽语音上。步行只是使他的身子处于有事可做的一种舒适状态，好让心意自由自在地专注在瑜伽语音的冥想上。换言之，由于很难长久盘腿打坐而身子不感到发麻难受，因此，就干脆以步行来代替打坐。一个练步行瑜伽语音冥想的人，外表上和任何普通散步的人颇难加以区别——除了他可能显出正在自言自语这一点以外。这一点当然会引起人们怀疑他是否精神健全，但是，习瑜伽者对于人们的误解必须忍耐，而且手机日益普遍，人们当街自言自语早已是见怪不怪了，所以我们无需担心路人的异样眼光。当然，如果习瑜伽者的心意，还是会受到这些事情的困扰，那他就不应该在这些地方练冥想了。

在练了一段时间瑜伽语音冥想之后，修习者可能开始在睡眠中也会反复诵念瑜伽语音。他也许甚至会大声诵念出来，别人也可能听得到。这就是说明瑜伽语音已开始成为习瑜伽者意识的一个自然部分的征象。

瑜伽语音冥想术的修习人不应该希望或意图获得什么不寻常的体验。练瑜伽语音冥想的人的进步是微妙而稳定的。

第二篇 瑜伽冥想

修习者开始逐步地体会到自己心意，得到了纯化。于是，他开始逐步增长精神上的顿悟能力，即智慧，他的内心也变得更柔和、更敏感。他对物质感官享受的倾慕心开始逐步减少了，从而就感到更有能力控制自己的感官。这些都是他有进步的一些表现。

习练瑜伽语音冥想应该就像人们喜爱观赏日出日落般出于自然天性。当我们在享受朝阳初升和夕阳落沉之美景时，我们只会沉浸在那美景之中，通常都不会这样问自己："如此的美景有什么存在意义？"也绝不会一本正经地坐在那儿只想找出答案来。我们要用同样的心态，而不是以推敲思考的方式来体验和认识瑜伽语音冥想的奇妙。

这是给有心戒除抽烟习惯的人的一点特别说明：经常修炼数着念珠的瑜伽语音冥想对戒烟有很大帮助。凭着把触觉（即用双唇和舌头诵念语音，用手指拨数念珠）和听觉运用到冥想活动之中，人就能更容易地忍受以至克制住想抽根烟的那种欲望。这是因为各种感官和心意，获得另一种可替换的活动——一种本身带来内在满足的活动。这并不是说，身体上的烟瘾已经没有了，从而脱瘾症象也已消失了。然而，戒烟之所以这么困难，其中有一项原因是：吸烟者的两手和嘴巴原来是习惯于拈着一根香烟抽吸等动作的，现在却又不知道怎么处置它们。拨数念珠，同时反复诵念瑜伽语音就给两手和嘴巴提供一种可替换的活动，从而也给心意，提供一种可替换的活动。

第九章　如何达到最高形式的入定

了解自我的本质

要达到最高境界的入定，必须先领悟自我真正的本质。

瑜伽文献中清楚地说明，自我的本质不是物质的躯体、也不是心意（在《蕙兰瑜伽2：释压、定心、幸福冥思》中，介绍了认知这个真理的各种方法）。当人明白了这一点时，就自然会产生下一个问题："如果我不是这个躯体或心意，那我是什么？我是谁，我的本质究竟何在？"

按瑜伽师的观点，宇宙间有两种基本要素存在：一种是物质，另一种是生命，即生命力。瑜伽师明白：一个人，即一个自我，在本质上是生命力——即一颗称为生灵（Atma，音译阿特玛）的生命微粒。这个阿特玛，或称自我，处于心脏区域，通过一个巨大而肉眼不可见的经络网或渠道网（梵文叫nadi）散发其影响并渗透到全身各处。

瑜伽师们所描述的这个微妙、细致的渠道系统与中国气功师傅和针灸专家所描述的经络系统是几乎完全等同、一致的。这个经络系统在很多方面和人生理上的神经系统互相呼应，但并不完全等同、一致。

据瑜伽师的看法，一个人，即生命微粒，受到各种不同

第二篇 瑜伽冥想

的微妙、细致的物质之气所笼罩或污染。古代瑜伽文献中有一本名叫《木恩达卡奥义书》（Mundaka Upanishad）的书，对此有如下论述：

> 生命微粒，即自我，在大小上像原子一样，可以用完善的智力感知到。这原子般的自我浮游在五种气之中，处于心脏部位，并将其影响散布到被肉身禁锢的生灵的整个躯体上。当自我得到洁净，清除了五种物质之气的污染时，其精神影响就表现出来了。
> ——《木恩达卡奥义书》3:1:9

瑜伽冥想术目的在于使自我或阿特玛，能够从各种物质之气的影响下解脱出来。达到这种解脱最为简单有效和迅速的方法就是经常练习瑜伽语音冥想。

为了阐明身体、心意与自我（或称阿特玛）之间的区别，瑜伽师把物质躯体与心意比作阿特玛所"穿着"的衣服。我们可以把粗糙的物质躯体看成是外衣，而心意则是内衣。

按瑜伽之教导，肉体会死亡，但寄寓在肉体中的阿特玛或生灵不会死亡。

> "我是永恒的阿特玛。虽然我的身体会死亡，但我永不被灭。"

这是瑜伽师的理解。

瑜伽文献和达到了自我认知境界的瑜伽宗师们向我们揭示，个体阿特玛或生灵的数量有无限多，而且全都衍生于原始之始。原始之始是万因之因，一切能量的源头。原始之始和衍自于原始之始的一切能量（也包括所有的阿特玛）一律被称为绝对真理。

"阿特玛"是原始之始的不可分割的组成部分，就像一缕阳光的分子颗粒是太阳的不可分割的组成部分一样。

——古代瑜伽文献

我们真正的本质就是，我们每一个人都是原始之始的永恒的一部分，正因为此，除非与原始之始相联结，否则我们无法真正地满足或快乐。

那么，我们如何能与原始之始连接上呢？经常练习瑜伽语音冥想，能让我们逐步地认知到我们与原始之始的永恒的联结。这种与原始之始的爱的联结就是瑜伽中最高境界的入定，或是完美的瑜伽境界。

两种主要的入定

瑜伽文献和达到自我认知的瑜伽师认为有两种主要的入定（入定就是禅的最终完美境界）。部分或不完整的入定形式叫作非人格的入定，或者叫作认识原始之始的非人格特点。这就是指认识"白光海洋"，即梵光（此即梵悦认知 Brahmananda realization）。

完整或完美的入定形式叫作有人格性的入定——即认识原始之始的人格形象。这就是指认识心中大灵"帕拉玛阿特玛"（Paramatma）（这种认识非属完整）和认识薄伽梵（梵文 Bhagavan）两者。

非人格入定，即融入白光之中，确实无法加以描述，因为在这种融入状态中，体验者作为个体存在的自觉（意识）已经消失。本书两作者之一在年仅 20 岁左右时，经常体验过这种非人格入定——然而他只能描述导向发生这种状态和

第二篇 瑜伽冥想

至此为止的种种事态以及他开始恢复个体意识之后发生的种种事态。但他说，瑜伽师把这种体验比喻为"一滴露珠汇进光辉海洋"的说法是准确贴切的。商羯华师把这种经验称作"成为一切"；而许多佛教徒则把它称作"归于虚无"。当然啦，"成为一切"和"归于虚无"只不过是试图描述同一经验的两种不同方法罢了。

人格入定不同于非人格入定的地方在于修炼者个人并不失去其个体存在的自觉——尽管他的确超越了一切以其躯体、名字等等为依据的错误自我本质鉴定。正如罗摩奴阇师（Ramanujacharya）（12世纪）、史利·克尔史那和毗耶萨德夫（Vyasadev）（吠陀经典的编纂者）这样一些伟大的瑜伽士和瑜伽导师所说的那样，如果一个人还没有认识自己的"斯瓦鲁普"（Swarup），即内在精神形体，那么，当他进入梵，亦即光海之中时，就不能保持自己个体精神存在的自觉——也就是说，当他超越其肉体存在时，就干脆融入泯忘境界即"虚无"之中。在这种情况下，人无法感觉、行动等等。在这种融入状态中过了一段时间之后，人就恢复其躯体知觉，从而也就恢复其个体存在的自觉。

可是，一个认识了自己的"斯瓦鲁普"即精神形体的人，即使在融入梵之中以后，还充分自觉到自己的个体精神存在，并能在精神领域中感觉、动作。据《薄伽梵歌》（Bhagavad-gita）这样的权威瑜伽文献说，非人格的梵只是原始之始人格特点散发出来的光辉罢了；当一个人修成一位至善的瑜伽师时，他就会进入（在某种意义上说，是穿过）梵光，去和原始之始人格特点在精神之爱中会合。伟大的柴坦尼亚（Chaitanya）（15世纪）把这种情况描述为

"一致性与差别性同时并存"（梵文是"Achintya bedha abheda tattva"）。这种一致性就是超然的实质和爱的一致性。爱之中个体的爱者仍然作为个体而存在，然而他们又是一体（一致）的。罗摩奴阇师还把这样一位瑜伽士比喻为"一个翠绿的小鸟飞入绿林中生活"。商羯华师把一个实现非人格入定的瑜伽士比喻为一滴水融进海洋之中，而罗摩奴阇师则把一个实现了人格入定的瑜伽士比喻为在这片海洋中作为一个个体而活着的一条鲨鱼。

有许多瑜伽师就像罗摩奴阇师那样，无须首先实现非人格入定，然后才实现最高境界的人格入定。而另一方面，也有许多其他的瑜伽士首先实现非人格入定，然后，在他们人生的稍后时期才实现人格入定。这样的瑜伽士就会直接体会到：原先他们有过的那种非人格体验，即"虚无"，其实一点也不是"虚无"的。他们看到，梵，即光海，虽然不包含一切暂时的和物质性的事物，却是充满精神实质、精神形体、精神的爱和精神活动的。这种最高境界的入定正是史利·克尔史那在《薄伽梵歌》中所讲到的这一点：

  在那种（入定的）欢乐状态中，瑜伽师通过各种超然的感官自得自乐。

  ——《薄伽梵歌》第六章第二十一颂

钵颠阇利在其著作《瑜伽经》（Yoga Sutra）中称为瑜伽最终境界的，正是这种入定。

  现在，对于认识了自我的个体来说，物质本性的三种状态（愚昧无知、激情和善良）已经变得毫无意义了，而不受这三种状态的运动所影响，或与这三种状态的运动背道而驰的活动（或创造性的行为）就叫作自由，这种自由是建立在人的真正本质（身份）上的，或称超然的欢乐（这是瑜伽的最后阶段）。

——经文第三十四章

根据《薄伽梵歌》《史利玛德·薄伽瓦塔姆》及其他权威瑜伽文献和瑜伽大师的教导，与物质本性三种状态背道而驰的活动就是对绝对整体（The Absolute Whole）的无私爱心服务。

有许多人相信，而且还宣讲：钵颠阇利在《瑜伽经》中所阐发的王瑜伽（八支分法）体系最终归结为非人格入定，从而亦即归结为一种"虚无主义"即寂灭论哲学——但实际上，钵颠阇利在上述经文中清楚地说明：一致性，即梵语"凯瓦利亚姆"（Kaivalyam），并不是指个体小我，亦即自我的消灭，而毋宁说，是指小自我认识到自己的、相对于原始之始或最高自我的本来地位，以及在这种解脱状态下小自我的活动。

当然，即使是在从事着修炼的瑜伽师和学者们中，上述真理也并非人人尽知。大多数人对于瑜伽都抱有一种有局限性的——的确也是错误的——观念，以为瑜伽是寂灭论性质的。许多人在想到瑜伽冥想时，就以为这是一种转变为虚无——即精神上自杀的方法——亦即成为乌有的办法。因此，他们以为瑜伽冥想是人在世上懊丧失意乃至自寻短见时才应修炼的事情。当这种人开始修炼瑜伽冥想时，就非常努力谋求成为"虚无"（或像商羯华师所说的那样"成为一切"），以便逃避一切痛苦烦忧。

人们这种普遍缺乏认识的状态，部分原因在于非人格入定是一种寂灭体验这么一个事实，而许多实现这种境界的瑜伽士却不继续前进去实现人格入定。许多世纪以来，瑜伽冥想技法一直都是随同商羯华师理论与佛理一起向世人传授的，这两种基本上属于寂灭论性质的哲学影响广远，这就是以为瑜伽冥想目的在于寂灭的人之所以如此众多的主要原因了。

不同的禅修何样的入定？

以下是古老的瑜伽禅冥想方法/练习。

一、意守瑜伽语音的冥想。我们已经解释过这种冥想了。

二、同时意守瑜伽语音和瑜伽文献上所谓"梵光"（Brahmajyoti，即原始之始的非人格特点，或称"无限的白光海洋"）的冥想。这种冥想似乎是和高级气功冥想一样的。这种冥想通常是在提升生命之气，即昆达利尼蛇瑜伽练习（见原版《瑜伽气功与冥想》第十五章功法十一），达到顶峰时发生的。练习时，习瑜伽者把生命之气固定在颅顶梵穴轮（百会穴）上并保持着沉浸在自己瑜伽语言的状态中，而并不试图做点什么，或到什么地方去。最终，他的脑穴（百会穴）开始打开一点点，习瑜伽者就体会到瞥见几次连续发生的令人感到舒慰的"白光"。过了一会儿，当（如果）生命之气从脑穴冲出的时候，练习者就皈依这不可抗拒的"白光海洋"，把它视为和自己的瑜伽语音毫无区别、密不可分。这位习瑜伽者就失去一切个体存在的自觉，而暂时融进那白光海洋之中。这种经验就叫作"梵悦认知"（Brahmananda realization）。

修习梵悦认知，或欲想认识原始之始的非人格特点的师生们缺一种理解——虽然梵悦或非人格入定的体验是真实和可达到的（却很难达成），但它并非最高形式的入定，因为它不包含薄伽梵认知，即认知原始之始的人格特点。

遗憾的是，由于这种形式的入定不是完美也不完整，所以那些暂时融汇其中的人常会得出一些错误的结论。这种形式的入定事实上有可能干扰到一个人达到真正的自我认知。

因此，最伟大的瑜伽圣哲不推荐人们花费时间达到梵悦认知，而是建议人们意守瑜伽语音本身，或是同时意守瑜伽语音和原始之始的人格特点。认识到原始之始的人格特点，才能产生精神的智慧和我们都在寻找的深层的安宁与幸福。

三、同时意守瑜伽语音和瑜伽文献上所谓"心中大灵"（Paramatma，帕拉玛阿特玛，即原始之始的人格形象方面的局部或不完全的表现）的冥想。根据瑜伽文献，修习成功这一种瑜伽冥想术的人在每个人的心上以及在每一颗原子上都看得到"大灵"。这种形式的禅牵涉面太深太广，不便于我们在此作出解释。

四、同时意守瑜伽语音和薄伽梵（Bhagavan，即原始之始人格形象）的冥想。习瑜伽者凝视一幅外在的原始之始人格特点视觉图像（见图），同时练习出声的或默念的瑜伽语音冥想*。或者习瑜伽者意守自己心中的这个人格特点的图像（即默想），同时出声或默默反复

---

* 原始之始（薄伽梵）人格性一面的高清彩照可在我们的网站下载：http://www.huilanyujia.com/bhagavan/.

诵念瑜伽语音。这种方法叫作萨丹那·巴克悌瑜伽（Sadhana Bhakti Yoga）。

在这样的冥想过程中，习瑜伽者把这图像（例如，那幅画或心中的形象）视作与其瑜伽语音同为一体。他把瑜伽语音视为所见图像的声音代表；又把图像视为瑜伽语音的形象代表。这种禅的方法和上述第二种冥想方法不同，它完全不依靠机械地提升生命之气（见原版《瑜伽 气功与冥想》第十五章）的练习。这种类型的瑜伽禅修炼者并不努力去达成或依附某种特定的体验。这种类型的禅最终结果是完美的入定，并使修炼者确立自己在智慧、爱与行动（即爱心服务瑜伽 Bhakti Yoga）高度上的根基。

根据诸如《薄伽梵歌》（Bhagavad-gita）、《史利玛德·薄伽瓦塔姆》（Srimad-Bhagavatam）、《吉祥主住奥义书》（Sri Isopanishad）等等古代瑜伽文献，这是最高级形式的禅（Dhyana）或入定（Samadhi）。

以上四种基本类型的真正瑜伽冥想当然还可以用种种方法来练。例如，在第一、三和四类型禅定中，修炼者可以把生命之气固定在某一个气轮之上（详见原版的《瑜伽——气功与冥想》），或可以不固定在任何一个点上。变体的做法很多。

由于这个话题很深广而难以仅凭读书和自学来理解，我们专门安排了培训课程，进行这方面的详细讲解，让这方面的专家来为你解惑答疑。

第二篇 瑜伽冥想

第十章 达到瑜伽的完美境界

完美的本质/特征

瑜伽冥想术的最终目的并不是结束人的个体存在或活动，也不是结束或取消人的幸福或欢乐。确切地说，瑜伽冥想的最终目的在于使人的存在变得纯洁起来，从而让他不再在欲念丛生、受各种感官奴役的境地上活动，反之，却是要让他在为绝对整体做爱心活动的高度上活动。据最伟大的瑜伽师和瑜伽文献说法，这才是真正的自由、真正的幸福。

达到至善境界的瑜伽师认识到自己是整体不可分割的组成部分。他不再把自己视为居于宇宙的中心，而一切人、一切事物都是围绕着他转动的。因此，他不再感到一切人、一切事物都是供他剥削、利用或者统治的了。他认识到自己的天职是从事为整体而做的爱心服务；他认识到，只有当他参与这样的爱心服务，他才是真正处于大同（和谐）境界，即瑜伽境界。

就像鱼儿自然而然地受到水的吸引、亲人自然而然受到为亲人而做的爱心服务的吸引那样，所以，瑜伽师也自然而然地、自发地受到为整体而做的爱心服务的吸引。他把一切生灵看作自己的亲人，并作为亲人来爱，并且为了一切人的物质与精神上的福利而不知疲倦地工作。这样的瑜伽师认为这样的爱心服务本身就是目的。从事这样的爱心服务就是他的超然的欢乐，这种欢乐是能令人得到彻底满足的。

这种无私的爱心活动没有任何企图取得物质或精神上收益的动机。这样的瑜伽师绝不希冀因为自己的行为而获得任何酬报、承认或荣誉。他也不是出于谋求某种宗教上的解脱或得救、摆脱苦海或罪恶的欲念而行动的。根据瑜伽文献，这样的瑜伽师甚至并不谋求任何一种天堂般的景况，而是愿意生活在哪怕是地狱般的境况里。换言之，这样一名瑜伽师已经超越了柴坦尼亚（Sri Krishna Chaitanya）所说的"两个诱惑的女巫"，即：（一）谋求物质感官享受的欲念（梵文叫 bhukti，音译布克悌）；（二）谋求解脱的欲念（梵文叫 mukti，音译木克悌）。这样一名至善的瑜伽师可以说已达到了叫作巴克悌（梵文 bhakti，意思是精神之爱）的最高阶段。

在这种至善状态下，瑜伽师完全沉浸在对整体的爱心服务中——为所有的人谋求物质和精神的福利，以致忘记了自己的利益。这种由于受到精神之爱的感召，而忘记自己的利益的情况当然就是真正的解脱了。在这种情况下，人甚至还能超越自己死亡的恐惧。

有时候，这样的瑜伽师眼里爱的泪水夺眶而出，有时候，他像个疯人似地欢笑、手舞足蹈。谁能够理解这样一个欣喜若狂的人的行为呢？显然，只有另一个道行已臻至善的瑜伽师才能理解，再没有别的人了。

这就是我们评价自己练瑜伽冥想进步情况时应采取的尺度。我们是否仅仅关心自己的感官享受或使自己变得纯洁起来，以至于对他人物质与精神上的福利毫不关心、置之脑后呢？

如果不是引致人心的真正变化，我们在瑜伽修炼上的一切所谓进步全属无用。哪怕我们能够保持自己身体健康到完美程度，还活得很长久，或者拥有一些所谓的超自然力量，哪怕我们能够在体内完善地操纵生命之气，或者暂时融入"梵光之海"境界，但是如果我们不改铁石心肠和以私己为中心，那么所有这一切就都是毫无意义的了。

所以说，这就是我们评价自己的进步时应持的尺度。我们是不是变得心肠更柔和些，从而对他人的物质与精神上的幸福更为敏感、关心一些呢？

当然，我们不应该试图模仿或不自然地培养这样一种灵域上的智慧或爱心。例如，我们不应该试图为了从自己眼中挤出几滴眼泪的目的，而去培养多愁善感心和所谓的爱心。毋宁说，我们应该诚心诚意地、以一种妥善安排的方式来修炼我们的瑜伽冥想技法。而在内心深处，我们应希望有一天会发生从物欲转为精神之爱的人心变化。

我们诚挚地相信，如果我们在练习瑜伽冥想技法时时刻牢记伟大的柴坦尼亚的教言，就一定会实现瑜伽的至善境界。我们再次引用柴坦尼亚的话：

人们应该怀着一种谦恭的心情来反复诵念瑜伽语音，感到自己比街上一根稻草还要卑微，比一棵树更能容忍，清除了一切虚假的威信感，随时准备向别人致以全部敬意。怀着这样的心情，一个人就能反复诵念和经常沉浸在瑜伽语音之中。

全书的结束语

正如我们在这本书的导言中提到过的,瑜伽科学是一个内容广泛的题材,不可能在本书中完全涵盖。与这本书相比,《瑜伽 气功与冥想》原版包含了更详细的题材和全面的技法介绍。但是,我们深信,要让您对这个题材获得足够的理论与实际认识,从而能够运用实践,那么,本书所收入的资料、方法步骤和练习是颇为充足的。如果您希望扩展和深化对这些题材的研读,请阅读原版的《瑜伽 气功与冥想》。

有些人把瑜伽主要地视为一种体育锻炼方法。无可否认,它确实具有这种功效。但正如我们已说明的:它远远超过这一点。通过瑜伽冥想,一个人的确能达到内在的精神幸福和智慧。人的意识与性格都能够大大地改善。

瑜伽科学由于能够帮助我们大家在物质上和精神上获得发展,所以,对于社会,它有很大的价值。

让我们重申这点:瑜伽科学不是印度的、中国的或者欧洲的,等等,它是全人类的共同财富。因此,让我们大家本着国际兄弟情谊的精神、与瑜伽的真义、让大同一致与精神之爱来促使这门科学发挥出最大的功用吧。

为了帮助需要更深层了解瑜伽的朋友们,我们在全国各大城市举办学习培训活动。这个活动不仅能给实践过程中遇到疑难的朋友提供正确的指引,请经过两位作者培训的专家

全书的结束语

老师答疑解惑，还能让您与老师们和其他志趣相投的练习者们交友联谊。活动的详细介绍可在我们的网站查询 www.huilanyujia.com。除提供学习培训活动讯息外，这个网站还包含大量有教益的文章、歌曲和视频，对您的个人瑜伽学习颇有帮助。此外，我们还有活跃的社交媒体，如新浪微博等，详情也可在我们的网站查询。

关 于 作 者

张蕙兰

张蕙兰（瑜伽名字是外史那瓦·达西）在三十多年前，就已经开始把瑜伽的赠予传递给别人了。当她只有 17 岁时，就开始认真探讨和习练瑜伽。在接受了柏忠言先生的启发与严格专门训练及其他瑜伽前辈们的指点后，蕙兰开始在全国各地免费地传授瑜伽课程，深切渴望能为中国人民服务，她知道把瑜伽带给中国人就是她此生的目的。

在了解到电视传媒对瑜伽推广的重要性后，蕙兰便开始着手一项艰巨的工作——制作世界一流的瑜伽电视系列节目。1985 年通过中央电视台，张蕙兰和瑜伽走入了千家万户，深入成万上亿人的心中，瑜伽就此深受人民的喜爱，蕙兰也就成为中国大陆家喻户晓的传奇人物。15 年来，"蕙兰瑜伽系列"从未间断地播放，并成为中国电视系列史上播放时间最久的节目之一。因此，许多人一提到张蕙兰，就会亲切地称她为当代中国的"瑜伽之母"。

在上世纪 90 年代，张蕙兰开始闻名于西方，因为西方人注意到蕙兰瑜伽那与众不同、独一无二和亲切热忱的传授方式。于是从 1998 年起，通过 PBS 电视网在全美各地播出，使她的瑜伽电视系列成了掀起美国和西方现代瑜伽热潮上的重要推手。今天，蕙兰的 DVD、音乐 CD、得奖的瑜伽节目，还有书籍，都受到成万上亿人的喜爱，进而使她成为当今世上最受尊敬和名气响亮的瑜伽老师之一。

关于作者

柏忠言

当代造诣深厚正统的瑜伽宗师柏忠言（瑜伽名字是悉达斯瓦鲁普·阿南达）来自于包括了像罗摩奴阇、柴坦尼亚等著名的历史人物的一脉。这个历史悠久的师徒相传是从最初最有权威的薄伽梵史利克尔史那讲授瑜伽最高层次的权威文献《薄伽梵歌》开始的。

柏忠言教授瑜伽超过 40 年。他有许多学生分布在美国、澳大利亚还有其他许多国家。

柏忠言同时还是一位艺术家，他写曲作词、灌唱 CD，声韵悦耳并触人心弦、感人肺腑，同时歌词含义都是鼓励人心向善、向上，因而获得了极高的赞评。

虽然柏忠言也曾是一位将生命之气提升至头顶并由此逸出的专家（即昆达利尼瑜伽）。但在四十多年前他就不再宣扬这一体系了。他遵从本宗历传师尊的先例，着重在瑜伽语音冥想、业瑜伽（即实践的、无私活动的瑜伽）和巴克悌瑜伽（爱心服务瑜伽）等方面的教导和传授。

每一本书都配有蕙兰瑜伽详尽的指导光盘。

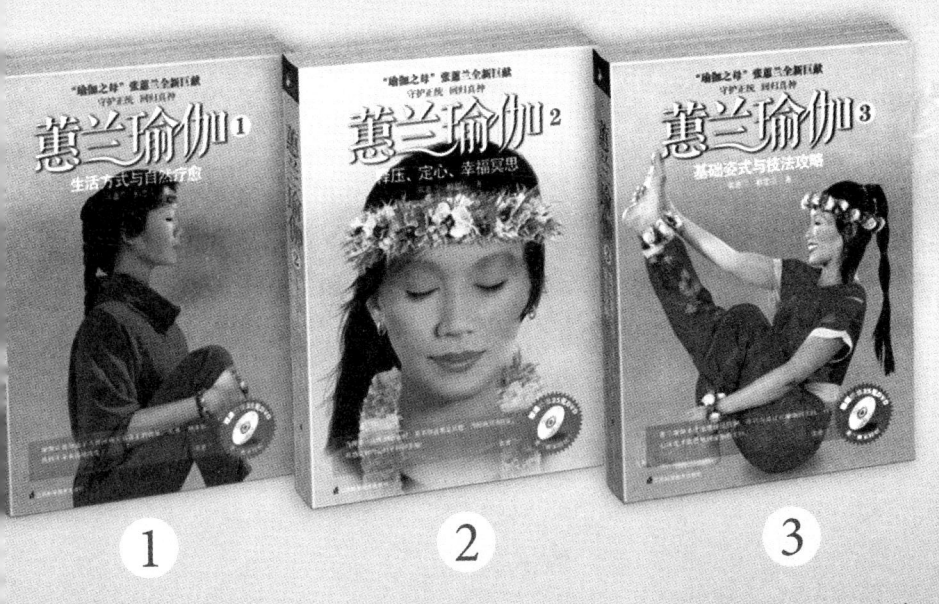

1

《蕙兰瑜伽1：生活方式与自然疗愈》公开独树一帜的蕙兰瑜伽饮食秘决及瑜伽入睡法、盐洗鼻腔法、易行断食法、瑜伽调息术、瑜伽放松术等瑜伽养生法，针对常见身心疾病，提出了许多易行有效的瑜伽调理方案，为您全面讲解常葆健康的瑜伽秘密。

2

《蕙兰瑜伽2：释压、定心、幸福冥思》中，蕙兰老师和柏忠言宗师生动讲述了曾身陷压力和痛苦之中的人们如何通过习练蕙兰独创的"释压与定心课程"重获身心自由，并寻获真正的幸福。

3

《蕙兰瑜伽3：基础姿式与技法攻略》中，蕙兰女儿莎媞雅等示范了70余个传统经典瑜伽体式及15个呼吸法、收束法和契合法，易于上手的暖身法、降低难度法和增加挑战法，以适合各类人群更安全有效地练习瑜伽。

欲了解这套系列书的详细介绍，请登录
www.huilanyujia.com/yls

在您自在舒适的小窝里,享受张蕙兰的亲身教学

张蕙兰的系列光盘使您不必离开您那自在舒适的小窝,就能随时享受受益匪浅的私人瑜伽课。详细专业的指导、启迪人心的原创音乐、壮丽优美的自然风光,使您完美地体验瑜伽的美妙和益处。在每次练习的末尾,令人振作的瑜伽语音冥想™消除您的压力和烦恼,在您心中播种下真正的快乐喜悦。

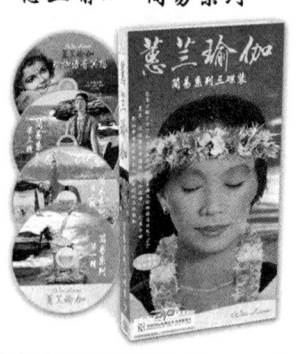

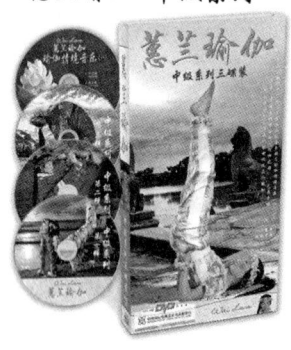

蕙兰瑜伽™简易系列　　**蕙兰瑜伽™中级系列**　　**蕙兰瑜伽™国际电视系列**

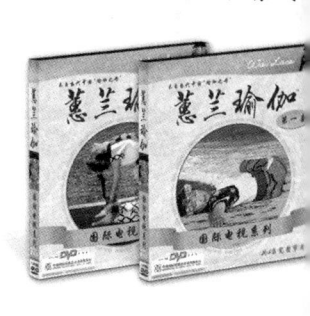

美妙的音像体验

"蕙兰瑜伽系列光盘在世界各地风景如画的自然风光中拍摄,制作精美,令人激赏。有一集光盘中,张蕙兰站在一处悬崖上眺望太平洋,在她身边是葱绿茂盛的雨林中流出的一挂瀑布,充分展现了大自然的美妙。每集节目的背景有白雪皑皑的山脉,有西南部一望无际的沙漠,也有令人叹为观止的海岸线,观众可听闻鸟鸣啁啾、清风低语,甚至几乎能感受到飞溅的水花。"赏心悦目的美景和悠扬舒心的乐曲为您舒展筋骨,强身健体的同时,还舒缓您的情绪,在大自然的壮美中展现出瑜伽的独特魅力。

美国《Magical Blend》杂志

瑜伽电视系列练习感受

"自从跟着您的蕙兰瑜伽电视系列练瑜伽后,每日繁琐杂乱的生活开始有了很大的改变。清晨的练习能让我迅即精神焕发,调整好心情来迎接新的一天;黄昏的练习帮我驱赶了一整天的劳乏。您那抚慰人心的语调和优美的音乐背景,以及每节课程末尾的冥想,都让我感受到了无比的平和谧静。我每天都期盼着在这个时刻与您一块儿练习瑜伽。"

天津窦小姐

请就近前往音像店或者书店,求购蕙兰瑜伽各项产品。
请登录 www.huilanyujia.com,了解蕙兰瑜伽系列光盘详情。

充实和拓展您的瑜伽练习

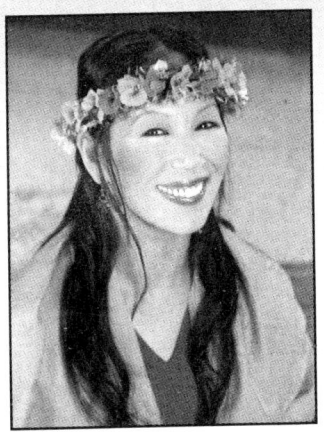

亲爱的朋友们：

让人人都拥有健康快乐的人生，是我们一贯努力的方向，瑜伽生活方式能帮您逐步提升生活品质，让您拥有健康快乐的人生。瑜伽生活方式涉及一系列系统的方法，包括安全有效的身体锻炼，健康营养的瑜伽饮食，放松与释压练习，瑜伽智慧的修习以及经由古老的瑜伽语音冥想技法达到内在的安宁祥和等。

欢迎登陆我们的网站www.huilanyujia.com，有以下丰富的内容等着您：

- 独特的瑜伽放松术和冥想技法，让您体验减压、内在的安宁与幸福
- 寻味亘古长存的瑜伽智慧珍宝之深意
- 学习如何以最安全有效的方式练习瑜伽姿势
- 让您便捷练习各种瑜伽姿势的在线视频，包括：
  - 减肥瑜伽姿势
  - 有效迷你组合
  - 缓解常见疾病的各种姿势
  - 国际电视系列练习
  - 原在央视播放的蕙兰瑜伽系列片
- 瑜伽生活方式提示和建议
- 助您深化瑜伽练习和理解的蕙兰瑜伽书籍、DVD光盘，音乐CD光盘、瑜伽冥想套装、学习休闲活动、培训课程、在线资讯以及其他活动和辅助练习工具等

希望大家借助我们提供的这些资源，让自己的整个瑜伽旅途一帆风顺，尽享更健康、快乐、精彩、成功的人生。

真挚献上最美好的祝福！

蕙 兰 敬上

www.huilanyujia.com

蕙兰瑜伽冥想与放松音乐CD合集
让您轻松愉悦、趣味盎然地体验瑜伽冥想的最高境界

"我每天都会练习这种非常简单的瑜伽语音冥想,下班回家沐浴之后,我会放松地躺在床上,聆听瑜伽语音CD,让自己沐浴在语音之中,让语音涤净内在的精神世界,如同用水洗净身体一样。这不仅减轻了身心的压力,还让我体验到从未有过的更高境界的内在快乐。"

~ 北京朱先生

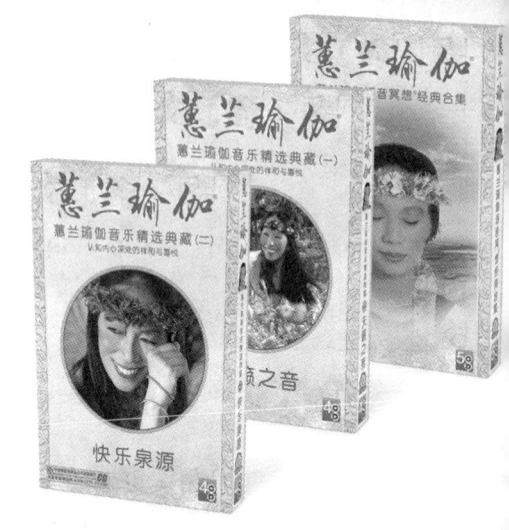

活在现今摩登的世界里,我们都需要一个避风港来舒缓压力、焦虑以及个人的种种问题。而藉着练习瑜伽冥想就能体验到这种庇护,不但能得到歇憩,也能体会不易达到的内在安宁。这些CD合集中,卓越超然的冥想乐曲使人非常容易体验到瑜伽冥想的最高境界。仅藉着聆听即可消除烦恼和忧虑,进入没有压力、恐惧和焦虑的世界。

新发行的蕙兰瑜伽音乐合集中,除了重新混音制作的张蕙兰和柏忠言的经典曲目之外,还新增了其他动听的乐曲。包装内附有精美的全彩手册,内含歌词介绍、语段摘引、心得述评,绝对是一套值得收藏的音乐精品。

"无论在哪里,只要聆听天籁般动听的蕙兰瑜伽音乐,就能使我放松,有如阳光般照亮我的内心。每当聆听这些音乐CD时,我就会感受到安慰和启迪。无论走到哪儿,都与之相伴随,越听越觉甜美。"

~ 天津窦小姐

"聆听这些乐曲,使我懂得了人生最重要的意义,并为我带来了极大的安宁与祥和。"

~ 武汉何先生

"这些音乐CD成了我的密友,无论在公车上、做家务时我都会播放聆听,让我感受到欢乐无处不在!"

~ 广州华女士

上述蕙兰瑜伽经典冥想音乐CD在各大商店的音像区均有出售。请务必按照上述名称购买。欲知有关蕙兰瑜伽冥想与放松音乐CD的详情,请登录www.huilanyujia.com探访我们。

蕙兰瑜伽

冥想悠韵形神健

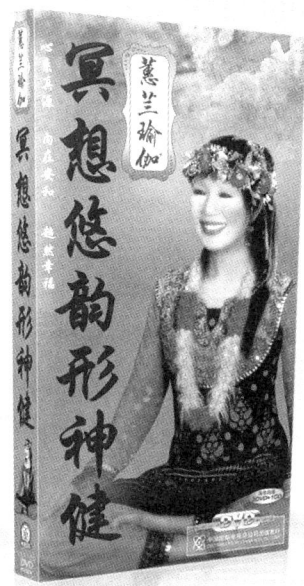

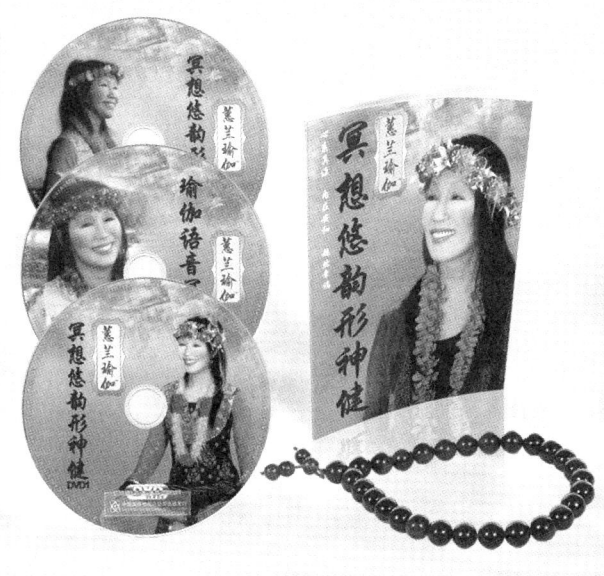

　　我们都需要一处心灵庇护所，去疏离现实生活中如影随形的孤独、压力、焦躁、空虚、恐惧。为此，"当代中国瑜伽之母"张蕙兰和瑜伽冥想宗师柏忠言设计了这个冥想套装。只要你有规律地做这些冥想练习，就能很容易体验到：

- 减压并获得内心安宁和深度的幸福
- 促进身体健康并提升精力
- 拥获敏锐的洞察力和清晰的思维
- 和谐人际关系
- 增强工作表现等

> "就像在海中溺水，一片漆黑不知身在何处，此时有人抛来一根救命之绳，那种感受刻骨铭心永难忘怀，这就是第一次听到柏忠言宗师诵念冥想语音的感受！"
>
> —— 张蕙兰

　　循序渐进、易于跟练的DVD教学光盘，振奋人心的自然风光冥想光盘，曼妙动听的瑜伽语音冥想CD光盘，让人宁心静意的手链，和最具实用指导价值的48页精美手册，使你在家中也能舒适自在地习练瑜伽冥想。

请上网探访www.huilanyujia.com/mkit
了解更多详情或购买

图书在版编目(CIP)数据

瑜伽：气功与冥想：精选版／柏忠言，张蕙兰编著．
-北京：人民体育出版社，2014（2018.5.重印）
ISBN 978-7-5009-4575-8

Ⅰ.①瑜… Ⅱ.①柏… ②张… Ⅲ.瑜伽-基本知识
Ⅳ.R247.4

中国版本图书馆 CIP 数据核字（2013）第 299716 号

*

人民体育出版社出版发行
三河兴达印务有限公司印刷
新 华 书 店 经 销

*

850×1168　32 开本　7.75 印张　200 千字
2014 年 1 月第 1 版　2018 年 5 月第 4 次印刷
印数：19,001-24,000 册

*

ISBN 978-7-5009-4575-8
定价：25.00 元

社址：北京市东城区体育馆路 8 号（天坛公园东门）
电话：67151482（发行部）　　　邮编：100061
传真：67151483　　　　　　　　邮购：67118491
网址：www.sportspublish.cn
（购买本社图书，如遇有缺损页可与发行部联系）